中医思想文化丛书

U0748175

本书为教育部人文社会科学研究规划基金项目成果

近代医易学派

张其成　王彦敏　编著

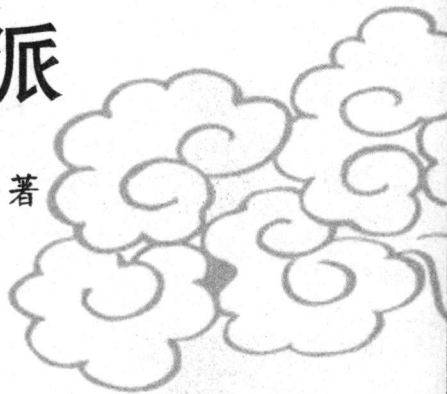

中国中医药出版社

·北　京·

图书在版编目（CIP）数据

近代医易学派/张其成，王彦敏编著 . —北京：中国中医药出版社，2016.9
（2019.3 重印）

（中医思想文化丛书）

ISBN 978 – 7 – 5132 – 3561 – 7

Ⅰ . ①近… Ⅱ . ①张… ②王… Ⅲ . ①《周易》 – 应用 – 中医流派 – 研究

Ⅳ . ①B221.5 ②R22 ③R – 092

中国版本图书馆 CIP 数据核字（2016）第 191798 号

中 国 中 医 药 出 版 社 出 版
北京市朝阳区北三环东路 28 号易亨大厦 16 层
邮政编码　100013
传真　010 64405750
三河市同力彩印有限公司印刷
各地新华书店经销

*

开本 710 × 1000　1/16　印张 12.25　字数 156 千字
2016 年 9 月第 1 版　2019 年 3 月第 2 次印刷
书　号　ISBN 978 – 7 – 5132 – 3561 – 7

*

定价　38.00 元
网址　www.cptcm.com

社长热线　010 64405720
购书热线　010 64065415　010 64065413
微信服务号　zgzyycbs
书店网址　csln. net/qksd/
官方微博　http：//e. weibo. com/cptcm
淘宝天猫网址　http：//zgzyycbs. tmall. com

丛书前言

天佑中华，赐我中医。三皇肇始，五帝开基。千年传承，护佑苍生；世代坚守，保民健康。大医国风，乾坤浩荡！医魂仁心，山高水长！

中医药学是打开中华文明宝库的钥匙，也是中华文化伟大复兴的先行者！

当今时代，中医遇到了天时、地利、人和的最好时机，也遇到了前所未有的挑战与生死存亡的危机。如果我们还不能把握机遇，还不能赢得挑战、战胜危机，那么中医很可能将不复存在！我们这一代人将愧对历史、愧对未来！

如何继承好、发展好、利用好中医药？如何发掘中医药宝库中的精华，发挥中医药的独特优势，推进中医药现代化，推动中医药走向世界？如何在建设健康中国、实现中国梦的伟大征程中谱写新的篇章？这是历史赋予我们的使命，也是未来对我们的期盼。需要中医药行业内以及行业外各界人士一起努力、联合攻关、协同创新。

当然，首先要解决的是中医药学思想文化基础问题，要理清本源，搞清楚中医的世界观、生命观、价值观，搞清楚中医的思维方式，搞清楚中医和中国传统文化（包括人文与科技）的关系。因为就中医的命运而言，从根本上说中医的兴衰是中华传统文化兴衰的缩影，中医的危机是中国传统文化危机的缩影，是否废止中医是"中西文化之争"社会思潮的重要环节……如何发展中医已经不仅仅是中医界本身的事，而是整个思想界、文化界的事，是炎黄子孙及有识之士的使命和担当。

本丛书是我近三十年有关中医思想文化研究的汇总。有的是发表论文的分类汇编，有的是国家级、省部级科研项目的结题成果，有的是研究生论文、医与古代科技、中医医事文化等相关问题进行深入研究，有的是历时二十余年的论文汇编，有的是国家级、省部级科研项目的结题成果，希望能为厘清中医思想文化源流、揭开中医文化神秘面纱、展现中医文化神奇魅力贡献一份力量！

张其成

2016 年 7 月

前　言

一、"医易学派"何以能成立

学派是指同一学科中由于观点、学说的不同而形成的派别①。有学者总结学派的形成，主要有三种途径，即师承、地域和问题。因出于同一师门而学术观点相同，可称为"师承性学派"；因出生或工作在同一个地域，导致学术观点相同，可称为"地域性学派"；因研究同一个问题，其研究旨趣、方法相同而导致学术观点相同，则为"问题性学派"②。可见，学派的划分标准只有一个，就是学术观点一致。这里需要强调的是，师承在学派的划分中只起到提示学术渊源和明确各家之间关系的作用。因此，师承不是学派成立的必要因素，只是有助于学说的认同而已。

医易学派是以易理阐发医理，以易学会通医学的派别，属于问题性学派。医易学派研究的核心问题是医易会通、援易入医。"医"指中医学理论，"易"指易学原理，"会通"也可写作"汇通"，有交会、融通之义。医家将易学的原理、象数有意加入到医学理论的建构中，形成医易融通的理论框架和象数思维方式。

医易学派，自《黄帝内经》奠定格局，隋唐以后，医家有意援易入医。各时期的医易学派主要代表人物有隋代杨上善，唐代孙思邈、王冰，金元时代刘完素、朱丹溪，明代张景岳、孙一奎、赵献可，清代陈修园、黄元御，

---

① 中国社会科学院语言研究所词典编辑室，现代汉语词典（修订本）．商务印书馆，1998：1429

② 杨华，传统学术中的学派．光明日报，2007－09－13（09）．

1

近代唐容川、恽铁樵、彭子益。

纵观医易学派的历史，有四个特色鲜明的时期，即汉代、唐代、明代、近代。汉代医学得益于《周易》原典，唐代医学得益于汉易的兴盛，明代医学得益于宋代图书易学的兴起，近代的先兴后衰则是时局所致。

"鸦片战争"之后，面对西方医学的冲击，近代医易学派始终恪守"阴阳、五行、六气"等传统中医理论，始终坚持中医理论体系的独立完整。他们从易学探寻中医存在的理论依据，并在此基础上继续发展中医，成为捍卫传统中医的重要力量。然而，由于与时代主流思潮格格不入，近代医易学派最终渐渐隐没。

新中国成立后，与传统思维方式渐行渐远的中医，尽管得到国家的大力扶持，却在发展的道路上困难重重。因此，坚守中医传统思维方式、坚守医易经典理论，找回那份迷失的自性和勇气，已是势在必行。在此大势下，重新审视近代医易学派走过的坎坷之路，显得尤为必要。

二、"医易同源"是否成立

"易"与"医"是否同源？是否存在实质性的会通关系？这是"医易"研究首先要解决的元问题。如果两者并不"同源"或无"会通"之处，那么该研究则毫无意义。围绕此问题目前有两种不同意见。

反对派认为，中医与《周易》并无关系。"医易同源"为"凭虚空论"，"无补于治疗"。"医学理论与易无关"。对"医易同源"的另一命题——"医源于易"，反对派认为《易经》《易传》不是中医学的直接理论渊源。自《易经》产生之后，直到隋唐以前，在长达1600多年的时间内，它对医学几无影响。对此，笔者不敢苟同。拙著《易学与中医》（中国书店，1999年）从实践活动、文字引用、思维方式三个层面进行考察，证明医与易的同源与会通是客观存在、毋庸置疑的。

《周易》分为经文《易经》和传文《易传》两大部分。《易经》成书于西周前期，《易传》成书于战国时代，《黄帝内经》成书于两汉中期，《素问》"运气"七篇大论则成书于唐代。《黄帝内经》有直接引用《易传》的话。中医的理论思维来源于"阴阳五行"。

"阴阳"来源于《易经》。《易经》原文虽没有出现"阴阳"二字，但阴爻、阳爻两个符号所蕴含的阴阳意义，却是不可否定的。有人说阴阳学说不是哪一个学派或哪一个学科的专利，春秋末期和战国初期的道家、阴阳家、医家、兵家都讲阴阳。这种说法没有搞清楚"阴阳"的源头，"阴阳"观念的起源是阴爻、阳爻两个符号，阴阳符号早于"阴阳"文字，从现存文献看，《易经》是阴阳符号的最早记载者。而《易经》六十四卦的卦名中有很多阴阳相对的卦名。无疑《易经》是"阴阳"思想的早期形式，它诱发了阴阳学说的发展和完善。而《易传》则是阴阳学说的集大成者。《易传》说："一阴一阳之谓道。"《庄子·天下》也说："《易》以道阴阳。"显然，"易道"被明确概况为"阴阳之道"，阴阳的相推、相荡、相摩、进退、消长、盈虚、反覆、变化……被看成是宇宙运动及其构成的基本动因和规律。阴阳理论是《周易》思想原理的核心。从《易经》到《易传》的过程，可以看成是阴阳学说形成、发展与成熟的过程。《黄帝内经》借助《周易》阴阳学说，将零散的医疗经验整合为较完善的理论体系，《周易》阴阳理论起到了方法论的作用。

也有人说，《周易》和中医虽都讲阴阳，但中医讲三阴三阳，《周易》只讲二阴二阳，两者是不同的。这一说法也是不妥的，《周易》虽然采用一分为二的两分法，"太极生两仪，两仪生四象，四象生八卦"，但隐含一分为三的思想。如八卦是阴阳两爻的三次组合，六十四卦是阴阳两爻的六次组合，《易传》也强调："易者非他也，三才之道也。""立天之道曰阴与阳，立地之道曰柔与刚，立人之道曰仁与义。兼三才而两之，故《易》六画而成卦。"

可见，中医的三阴三阳学说是对《周易》为代表的西周乃至春秋时期阴阳学说的发展。

再说"五行"。很多人认为，最早提"五行"的文献不是《周易》，而是《尚书》，《周易》只讲"阴阳"不讲"五行"。我们认为不然。通行本《周易》中虽未见五行，但帛书本《周易》至少四次提到五行，不仅以五行解《易》，而且出现了阴阳与五行相结合的倾向。

1973年，湖南长沙马王堆三号汉墓出土了《周易》。其中《易传》有六篇即《二三子》《系辞》《易之义》《要》《缪和》《昭力》，有三次提到"五行"一词，即《二三子》提到两次，《易之义》提到一次。此外，《要》提到"水火金土木"一次。

《二三子》第十二行："圣人之立正（政）也，必尊天而敬众，理顺五行，天地无困。"第十九行："囚德也天道始，必顺五行，其孙贵而宗不屃（？灭）。"

《易之义》十三行："子曰：五行□□□□□□□□□□□□用，不可学者也，唯其人而已矣。"

《要》二十一行："故易又（有）天道焉，而不可以日月生（星）辰尽称也，故为之以阴阳；又（有）地道焉，不可以水火金土木尽称也，故律之以柔刚。"

《二三子》与《要》成书于战国时期，是不同于通行本的另一《易传》传本。《二三子》中的"理顺五行""必顺五行"前面各有"尊天而敬众""与天道始"，显然"五行"是就天道、人道而言的，《易之义》虽阙字过多，但从后句"不可学者也，唯其人而已矣"，似可推测也是言天人之道的。这也正体现了这两篇"顺天应人"的思想，其中的"五行"就是《要》篇中的"水火金木土"，而不是从文中抽取出来的"天地民神时"。值得注意的是，帛书《易》已开始出现以"五行"解《易》的倾向。这种阴阳、五行、卦爻结合的论理和思维方式对汉代象数易学派产生了重大影响，易学家最终成为汉以后中国学术史上阴阳五行学说的主要阐发者。

此外，通行本《易传》，虽然没有明言"五行"，但不能说没有五行的丝毫影响。如《系辞传》言"天数五，地数五，五位相得而各有合""三与五同功而异位，三多凶，五多功，贵贱之等也"，表明以"五"为贵的思想。再譬如《说卦传》在阐述八卦的取象时说："乾为金""巽为木""坎为水""离为火"，已经明言这四卦的五行属性，至于其他四卦也隐含了五行属性，如"坤为地""艮为山"，"地""山"皆属"土"；"兑为毁折，为刚卤"，隐含具有"金"的属性；"震为决躁，为蕃鲜"，隐含具有"木"的属性。另《说卦传》还将八卦做了八方的方位规定，从文献上考察，"五方"观念是"五行"的源头之一，五方早期即有了五行的规定性，由此推测，八卦依据其方位也可确立其五行属性。

难怪司马迁明确指出："《易》著天地阴阳四时五行。"否定《周易》与五行的关系是草率的，否定"医易同源"更是不符合历史事实的。《周易》阴阳五行的思维方式为《黄帝内经》提供了理论指导。

三、"医易会通"的交点在哪里

我认为，医易会通的交点只能是在深层次的思维方法层面，这就是象数思维方法。

以《内经》为代表的中医理论体系和以《易经》为代表的易学理论都采用了一种象数思维——取象、运数的思维方法，实际上这也正是中华文化有别于西方文化的本质特征。这种思维方法通过《周易》特定的逻辑体系表现出来，它与以亚里士多德为代表的外延型逻辑相反，不是以属性来划定指谓对象的范围界限，而是"取象比类"，从总体上、从运动过程中来把握指谓对象的特质，因而形成的概念范畴的外延边界是模糊的、有弹性的。在思维过程中以"象数"为工具（以"象"为主，"数"从属于"象"），只要是功能关系、动态特性、行为方式相同、相近或相互感应的"象"就归为同"类"，世界万事万物都被划归有限的几类"象"中。

取象比类的思维方法与"象数"思维的模型、范式紧密联系。医易象数思维模型由太极、阴阳、八卦、河图、洛书、五行、干支……多个子系统组成，各子系统之间存在同质、同构的关系，可以互换、互通，共同组成统一的、简单的太极象数大系统。这个模型是中国传统的宇宙模型、人体模型，即"天人合一"的模型。归纳医易象数模型主要有：

1. 阴阳模型 这是中医的最基本模型，人体的组织结构、五脏六腑、经络、生理功能、病理变化、疾病诊断辨证、治疗原则、治疗方法、药物性能等都离不开这个模型。

2. 五行模型 主要用以人体的生理及病理。在五行模型里，五脏是中心，五官、五体、五志、五声、五方、五味、五色、五时、五化等纳入其中。以五行的相生相克说明脏腑之间资生与制约的生理联系，相乘相侮说明脏腑之间的病理传变。

3. 河洛卦象模型 可看成是五行的数理模型和方位模型。《灵枢·九宫八风》将洛书八卦与脏腑配合，《素问·金匮真言论》"八、七、五、九、六"等五脏之"数"，为河图中的五行成数。"左肝右肺"遵循后天八卦方位模型。十二经络与六爻模型有关。运气学说与河洛数理相联系。

医易象数模型具有偏重整体全息、动态功能、关系实在、直觉体悟的思维特征。

中医遵循这个思维模型，一开始就没有走向机械、分析之路。中医将人看成是一个有机的、开放的系统，而不看成是个可以不断分割的机体。在人体这个系统中人身小时空对应天地大时空，对应天时、物候、方位及万事万物，这种对应是由象数模型决定的。因此人体和整个宇宙在中医看来都是很容易把握的，只要用这个模型去推测、比拟就可以了。

这和西医走的路子是不同的。西医遵从"原子论"和"二元对立"的哲学传统，认为认识人体生命必须采用分析、实验还原的方法，从古希腊的四体液学说、19世纪初的细胞学说，直至当代分子生物医学，对生命的认识已进入了分子水平。然而传统西医过分注重生命的纵向、微观探讨，忽视生命的横向、宏观、整体的把握，隔离了人体原有的动态联系，削弱了生命系统的整体功能，因而并没有全面地认识生命。

而中医遵从中国的"元气论""天人合一"的哲学传统，在象数模型支配下，采用横向、有机整合的方法认知生命，这无疑是生命科学的大方向，但也不能不看到中医不重量化、不重分析导致对生理病理的细节认识不清，诊断辨证带有较大的"艺术性""模糊性"，理论框架的万能化甚至僵化，造成了中医发展的缓慢，造成了中医与现代科学的隔阂。可见"医易"思维方式给中医带来的正负面影响都是巨大的。

四、"医易会通"研究有无现实意义

有学者对医易研究能促进中医未来发展表示怀疑，认为"用《周易》去识中医，只能给本来面目又涂上一层油彩"。我们认为医易研究在思维模式、理论构架意义上是有现实意义的，无论是在形而上层面、还是在形而下层面，对象数思维方法和思维模式的研究，都是必要的。中医思维来源于《易经》的象数思维，从《易经》象数思维入手，可以认清中医的本来面目，认清中医的本质。

"医易会通"研究是中医理论研究、中医发展战略研究的重要课题。中医未来应该怎样发展？中医能否与西医有机结合从而逐步实现"现代化"？这个问题在形而下层面是很好解决的，现在病人得了病往往中西药都吃，医生诊断病人往往中西医方法都用，这不过是形而下层面的中西医结合。而在形而上层面，中医讲整体、综合，西医讲具体、分析；中医讲动态、功能，西医讲静态、结构；中医讲直觉、体悟，西医讲实证、实测。这是两种迥然不同的思维方式，如果两者能有机地结合在一起，那才是一种形而上意义上的结合。

如果仅从理论上说，那就是在继续把握中医宏观、整体、动态认知生命的大方向前提下，致力于弥补微观、分析、形态方面的缺陷和不足。分而言之，就是继承整体性，强化分析性；继承动态功能性，强化形态结构性；继承主观性、直观性，强化客观性、逻辑性；继承求同性，强化求异性。当然怎样才能达到这种最佳配置与调节，绝非一件易事，它需要医学界（包括中西医）及多学科的学者长期、艰苦的摸索。而探讨医易象数思维方法，有助于厘清中医与西医的思维差异，有助于促进中医与西医的有机结合。

易学象数思维方式将天文、地理、自然、社会等人体外因素统统归纳在其中，形成一个以人体为中心、涵括宇宙万物的太极巨系统，其中人是一个小太极，宇宙是一个大太极，在这个太极巨系统中，宏观与微观统一在一起，宇宙和人统一在一起。如《周易参同契》直接借助《周易》卦爻象数，将人体真气运行与日月运行、晦明朔望、旦夕昼夜、天文律历等相配合，卦爻象数成为人体真气（内丹）运行火候（程序）的形象表述。采用易学思维方法的中医学，不仅是一门以太极象数模式为基础的整体动态医学，而且也是一门统括天地人的宏观宇宙学。中医以象数思维模型为基础，建立藏象经络的生理学模式，阴阳失调、邪正盛衰的病理学模式，八纲辨证、六经辨证的诊断学模式，调和阴阳的治疗学模式。

值得一提的是，医易研究中应高度重视一个问题，即千万不要将对象数模式的研究代替对人体生理病理的研究。换言之，不要将对工具的研究代替对自身内质的研究。对医易研究的意义既不可盲目拔高，同时也不宜轻易否定，它毕竟是中医求源、求质研究中相当重要的一环，它对中医"现代化"

研究、对中西科技文化的融合发展，将起到重要的启迪、借鉴作用。

当今社会，以西方自然科学为代表的分析科学、实证科学受到了挑战。17世纪以机械自然观为背景的西方近现代科学不能揭示自然与人的统一。追求宇宙的简单性、统一性，追求宇宙最终极、最精致的"美"，是无数西方科学家倾注心血而终未成功的遗愿。然而，构成现代物理学两大支柱的"相对论"和"量子力学"，都没有提供物理学自身的统一及其与生命科学相统一的完整体系。

当人们经过长期的探索之后，西方有识之士将目光转移到了东方——中国，普里高津和哈肯两大学派已指出其科学方法论取向与中国传统的一致性；英国著名科学家李约瑟（J. Needham，1900—1995年）将毕生精力用于研究中国科学技术，对《周易参同契》尤为钦佩；美国当代物理学家卡普拉（K. Capra）认为易卦符号是一套宇宙原型。

代表中国科学文化传统的易学与中医学从一开始就以追求宇宙－人体"至简至易"的统一结构运动规律为终极目的，以大宇宙天地和小宇宙人体为研究对象，探讨日、月、地三体的空间分布及周期运动规律，宇宙六维时空与人的统一场、宇宙与人的生命本质结构及变易规律、人体能量运行与转换规律……

易学和中医学研究很可能成为解决未来科学"统一性"的起点，易学与中医学所采用的天地人合一的系统方法论很可能是探讨宇宙－人体"统一性"规律的根本方法，很可能"将引发一场新的科学技术革命"（钱学森语）。从这个意义上说医易研究直接关系到中国传统科学文化现代价值的重新确认，直接关系到中华民族自信心的重新确定。

编写说明

本书是教育部人文社会科学研究规划基金项目"清末民国医易汇通学派文献整理与研究"的成果之一。

全书以近代医易学派为研究对象，共分为六个章节。第一章梳理了近代以前医易理论的发展情况，第二章至第五章分别阐述了学派的时代背景、代表人物、代表著作和代表论文，第六章对近代医易学派的发展脉络、学术成就、特质及意义做整体评述。

本书在编写过程中，受到诸多师友的帮助，感谢钱超尘教授、柳长华教授、张瑞贤教授、朱建平教授、王育林教授提出的宝贵意见和建议。

本书纰漏之处，敬请同道批评指正。

张其成

2016 年 7 月

目 录

第一章　近代以前医易理论的发展

　　《周易》集先秦哲学之大成，被尊为"群经之首"。西汉时期，就已经形成了以《周易》为研究对象的学问——"易学"，此后两千年经久不衰。"易学"所运用的天人合一思维、象数思维，代表了古代认识世界最主要的思维模式。这种思维模式体现在社会生活的各个领域，医学也不例外，著书年代跨越战国、秦汉的《黄帝内经》和成书于东汉末年的《伤寒论》均可奉为典型。需要指出的是，《黄帝内经》与《伤寒论》均未直接言及易理，可见当时这种天人合一、象数思维是社会的主流思维，非易学所独有。但《易经》是源头，易学是象数思维最典型的代表，虽未独家冠名，但可以看出易学对其他学科的影响是以潜移默化的方式进行的。随着"易学"与"医学"两个学科的逐渐成熟，二者"研究对象相同、思维方式相通"的特性得到越来越多的关注，时至隋唐，已经出现了直接引述"易理"阐释"医理"的学术倾向，如杨上善、王冰、孙思邈等，此后历代均有医家以易释医，至明代医易之学盛极一时，以张景岳为代表，至清代象数模型在医学上的运用已经初具规模。

第一节　秦汉时期的医易理论

一、《黄帝内经》的医易思想

　　成书于《周易》之后的《黄帝内经》，广泛吸取了诸子之说及天文气象地理等自然科学的精髓，采百家之长以言医理，作为"大道之源"的《周易》自然成为其汲取营养的重要资源。《黄帝内经》和《周易》的关系主要体现在两个方面，即直接引用易理阐发医理和运用易学象数思维方式构建中医理论体系。

1. 直接引用易理阐发医理

《黄帝内经》至少有两篇相对完整地引用了《易传》。一篇是《素问·天元纪大论》，另一篇是《灵枢·九宫八风》。还有多篇直接采用五行生成数与九宫数（即河图、洛书）。

《素问·天元纪大论》中有一段鬼臾区回答黄帝的话："太虚寥廓，肇基化元，万物资始，五运终天，布气真灵，总统坤元，九星悬朗，七曜周旋，曰阴曰阳，曰柔曰刚，幽显既位，寒暑弛张，生生化化，品物咸章。"文中"肇基化元，万物资始，五运终天，布气真灵，总统坤元"，乃化用《周易》乾、坤二卦《彖传》"大哉乾元，万物资始，乃统天""至哉坤元，万物资生，乃顺承天"。"曰阴曰阳，曰柔曰刚"，语出《周易·说卦传》："立天之道，曰阴与阳；立地之道，曰柔与刚。""生生化化，品物咸章"化用《周易·咸·彖传》和《周易·系辞传》"万物化生"，以及乾、坤《彖传》"品物流形""品物咸亨""品物咸章"。《天元纪大论》在解释阴阳变化时说"阴阳不测谓之神，神用无方谓之圣"，也是化用了《周易·系辞传》"阴阳不测之谓神"和"故神无方而易无体"。

《灵枢·九宫八风》记述"太一"以冬至之日，居叶蛰（坎）宫，然后依次是立春居天留（艮）宫、春分居仓门（震）宫、立夏居阴洛（巽）宫、夏至居上天（离）宫、立秋居玄委（坤）宫、秋分居仓果（兑）宫、立冬居新洛（乾）宫，每居一宫均为四十六日。将九宫（中宫为招摇）与八方、八卦、八风、九数（中数为五）相配，其中八卦配八方在《周易·说卦传》第五章中已有明确记载，即震东、巽东南、离南、坤西南、兑西、乾西北、坎北、艮东北（这就是北宋邵雍所谓"后天文王八卦"方位）。九宫、九数的排列至迟在西汉初年就已定型（只是当时并未称为"洛书"，到宋代阮逸、朱熹、蔡元定才称之为"洛书"）。由此可见，《灵枢·九宫八风》用九宫八卦与八风、八节、脏腑相配，讨论八风对人体的危害，是受《周易·说卦传》及其九宫八卦的影响，是对九宫"洛书"九数图的直接演绎。

此外，《黄帝内经》还直接采用五行生成数与九宫数（即宋人所谓的"河图""洛书"）。如《素问·五常政大论》中"委和之季，邪伤于肝，眚于三；伏明之季，邪伤心也，眚于九"和《素问·六元正纪大论》中的"灾某宫"等亦是《内经》中直接引用九宫数（即"洛书"数）的例子。

《素问·金匮真言论》曰："东方青色，入通于肝，开窍于目，藏精于肝……其数八""南方赤色，入通于心，开窍于耳，藏精于心……其数七""中央黄色，入通于脾，开窍于口，藏精于脾……其数五""西方白色，入通于肺，开窍于鼻，藏精于肺……其数九""北方黑色，入通于肾，开窍于二阴，藏精于肾……其数六。"《素问·五常政大论》曰："敷和之纪，木德周行……其脏肝……其数八""升明之纪，正阳而治……其脏心……其数七""备化之纪，气协天休……其脏脾……其数五"。"审平之纪，收而不争……其脏肺……其数九""静顺之纪，藏而勿害……其脏肾……其数六。"将五脏与五数相配：肝配八，心配七，脾配五，肺配九，肾配六，用的就是五行生成数中的成数（即"河图"）。

2. 运用易学象数思维方式构建中医理论体系

中医学运用象数思维构建的理论模型如下。

（1）阴阳五行模型：阴阳五行是易学象数思维的基本模型。在《内经》中，"阴阳"是解释人体生命的最高范畴，无论是作为生理学、病理学基础的藏象学说、经络学说，还是作为诊断学、治疗学基础的四诊、八纲、证候、本标、正邪等学说，均是阴阳思维方式的反映。中医说到底就是"法于阴阳，和于术数"①，就是"谨察阴阳所在而调之，以平为期"②。"中"实际上就是对阴阳的调中。《内经》遵循阴阳思维模型，一开始就没有走向机械、分析之路。《内经》将人看成一个有机的开放的系统，而不看成是个不断分割的机体。在人体这个系统中小时空对应天地大时空，对应天时、物候、方位及万事万物，这种对应是由象数模型决定的。因此人体和整个宇宙在中医看来都是很容易把握的，只要用这个模型去推测、比拟就可以了。

明代张介宾对医与易的关系做了概括："欲该医易，理只阴阳"③。可谓透辟！《内经》把"阴阳"视为天地万物的本原和主宰。《素问·阴阳应象大论》曰："阴阳者，天地之道也，万物之纲纪，变化之父母，生杀之本始，神明之府也。"《素问·四气调神大论》曰："夫四时阴阳者，万物之根本也。"《素问·天元纪大论》曰："夫五运阴阳者，天地之道也，万物之纲纪，变化之父母，生杀之本始，神明之府也。"无论是"四时阴阳"（或"阴阳四时"）还是"五运阴阳"，都归结为"阴阳"，"阴阳"才是天地万物的根本。

再说五行。其实五行就是阴阳的细分，五行就是两对阴阳加上中土。五脏就是人体生命的五大功能系统。《黄帝内经》广泛地运用了五行象数模型，将人体与宇宙时空、气象、物候等关联，依据取象比类原则，将人体器官、情志以及自然界的时间、空间、气候、声音等各种因素归为五类，一一与五脏发生联系，五行、五脏成为人体生命乃至宇宙万物的核心。综合《素问》之"阴阳应象大论""金匮真言论""六节藏象论""五脏生成""五脏别论"，以及《灵枢》中"本神""本脏"等有关脏腑功能论述的各篇，可以看出藏象理论依据文王八卦及五行生成数模式确立了左肝右肺、心上肾下、

---

① 《黄帝内经素问·上古天真论》。
② 《黄帝内经素问·至真要大论》。
③ 张介宾：《类经附翼·医易义》。

脾居中央的五脏方位，并在"五脏之象，可以类推"的思想指导下，将五脏与人体的五体、五官及自然界的五行、五方等联系起来，最终确立了四时五脏阴阳的整体医学模式。

这种以五行整体划分、类属人体生命及自然万物的思维方法就是"取象"的方法，与《周易》对"阴阳八卦"划分、归类世界的方式一样，都体现了"天人相应""天人合一"的整体观念和全息思想，也都反映了两者重道轻器、重功能属性轻实体结构的功能性、动态性的思维倾向。

（2）三阴三阳模型：《内经》在《周易》一阴一阳的基础上分出"三阴三阳"。《内经》有系统的"三阴三阳"记载，三阴三阳的名称是："太阳、少阳、阳明、太阴、少阴、厥阴"。与"二阴二阳"相比，在"太阳""少阳"中增加了"阳明"，在"太阴""少阴"中增加了"厥阴"。三阴三阳划分的依据是阴阳之气的多少盛衰。《素问·至真要大论》指出："阴阳之三者，何谓？曰：气有多少，异用也。"气的多少盛衰的不同，对生命的作用也不同，所以就用三阴三阳来表示。可见三阴三阳是标记气的数量、层次的符号，而气又是宇宙生命的本质和精神实在，因而"三阴三阳"实际上与"一阴一阳""二阴二阳"一样，都是生命的符号。在《内经》等几部经典中，三阴三阳共有二十九种排序，按其内涵可分为九大类，即经脉生理特定性及其层次类、经脉长短浅深和血气盛衰类、病理反映类、脉诊部位类、日周期类、旬周期类、年周期类、六年至十二年周期类、其他类[①]。

《素问·热论》将热病分作六个阶段，对应人体三阴三阳六经，"伤寒一日，巨阳受之，故头项痛，腰脊强。二日阳明受之，阳明主肉，其脉夹鼻，络于目，故身热目疼而鼻干，不得卧也。三日少阳受之，少阳主胆，其脉循

---

① 王玉川. 运气探密［M］. 北京：华夏出版社，1993，6－9.

胁络于耳，故胸胁痛而耳聋……四日太阴受之，太阴脉布胃中，络于嗌，故腹满而嗌干。五日少阴受之，少阴脉贯肾，络于肺，系舌本，故口燥舌干而渴。六日厥阴受之，厥阴脉循阴器而络于肝，故烦满而囊缩"。这里提到的三阴三阳六经并非专指经络，它是《黄帝内经》对人体功能属性的另一种划分，是与五行藏象模型意义相当的三阴三阳六经模型。

（3）五运六气模型：五运六气的理论出自《黄帝内经》的七篇大论。首篇"天元纪大论"，以天文为开端，末篇"至真要大论"以人体疾病为落脚点，整个布局完美地突显了五运六气的三才之道：星象决定天气，天气主宰地气，天地合气主宰人的健康和疾病。可以认为五运六气是古人模拟宇宙气化规律而创立的一套天文历法，与历史上"敬受农时"的历法不同，它的主要目的是"预测病时"。五运六气模型是基于象数思维对天地阴阳气化规律的模拟，这个模型分为"五运"和"六气"两个组成部分："五运"表示"地气"，即所谓"木火土金水，地之阴阳也，生长化收藏下应之"；"六气"表示"天气"，即所谓"寒暑燥湿风火，天之阴阳也，三阴三阳上奉之"。为了更具体地描述某一时期的气化，"五运"和"六气"不仅要表示某一年的整体气化，以中运、司天、在泉来表示，还要进一步细分，"五运"系统将一年细分为五个相等的区间，并分为主运、客运两个并行的体系以示正常之运与异常之运。与此类似，"六气"系统将一年细分为六个相等的区间，分为主气与客气两个并行的体系以示正常之气与异常之气。运气模型以甲子纪年为依据，用年干推衍五运，年支推衍六气。具体规则是：①五运：甲己之岁，土运统之；乙庚之岁，金运统之；丙辛之岁，水运统之；丁壬之岁，木运统之；戊癸之岁，火运统之。②六气：子午之上，少阴主之；丑未之上，太阴主之；寅申之上，少阳主之；卯酉之上，阳明主之；辰戌之上，太阳主之；巳亥之上，厥阴主之。

二、《伤寒论》的医易思想

张仲景（约150—219年）的时代正是易学大兴的时代，汉易将取象运数的思维充分发挥，构建了一整套推衍宇宙人生的数理体系。作为同样研究天人关系的医学在构建自身理论体系时不可避免地会受到汉易象数思维的影响。东汉末年，张仲景勤求古训、博采众长，著《伤寒杂病论》一书，它以《黄帝内经》中六经传变理论为雏形，完善了三阴三阳与经络脏腑的关系，并融合了运气学说的六气气化理论，最终完成六经辨证的系统理论模式。

《伤寒论》用太阳、阳明、少阳、太阴、少阴、厥阴六经组建人体气化模型，以此演绎人身阴阳气血的变化。不难看出，三阴三阳六经气化模型与易学的三阴三阳六爻模型异曲同工，是一种推衍阴阳变化的象数模型，兼具时间空间的两重属性，其中的"象"是指六经气化所表征的病理现象，"数"则多表现为时间，用以推衍象的变化时相，如"病发于阳者七日愈，发于阴者六日愈，以阳数七、阴数六故也"，"太阳病，头痛至七日以上自愈者，以行其经尽故也""风家，表解而不了了者，十二日愈""太阳病欲解时，从巳至未上""阳明病欲解时，从申到戌上""少阳病欲解时，从寅到辰上"等。

三阴三阳的六经，不是经络而又不离经络，不是脏腑却可统概脏腑，不是风、寒、暑、湿、燥、火六气，但又与风、寒、暑、湿、燥、火密切相关。这种基于三阴三阳动态变化的模型，可以较好地反映疾病发生时内外环境整体变化的动态时空特征，具有其他模型不可替代的应用价值，这也正是伤寒之法可以推而治杂病的原因所在[1]。

---

[1] 顾植山，从五运六气看六经辨证模式．中华中医药杂志，2006，21（8）：453

第二节 隋唐时期的医易理论

一、杨上善《黄帝内经太素》的医易思想

杨上善（约575—670年），隋唐时人，于唐高宗时期奉敕撰注《内经》，命名《黄帝内经太素》，"以易释医"的研究方式即肇始于此。杨上善深受汉代易学的影响，主动援易入医，尤善引用汉易的卦气学说，对《黄帝内经》的天人相应、四时五脏理论进行发挥，进一步阐明了天地阴阳变化与人体阴阳变化的对应关系。卦气说以十二消息卦对应十二月，表示天地阴阳的消长过程，分别是复（十一月）、临（十二月）、泰（正月）、大壮（二月）、夬（三月）、乾（四月）、姤（五月）、遁（六月）、否（七月）、观（八月）、剥（九月）、坤（十月）。据此，杨上善指出"十二爻寒暑之气，十一月阳气渐息，阴气渐消，至四月阳气在盈，阴气正虚，至五月阴气渐息，阳气渐消，至十月阴气在盈，阳气正虚。阴阳即为寒暑者也，盈虚以为虚实者也。人亦如之，消息盈虚，有虚有实"（《太素·知针石》）。此外，杨上善还将十二消息卦与人体十二经脉相联系，以解释三阴经三阳经的命名和十二经脉偏盛偏盛所反应的病理变化，如论太阳经的命名"十一月一阳生，十二月二阳生，正月三阳生，三阳生寅时，其阳已大，故曰太阳"，又如以正月泰卦论太阳经癫狂病的发病机理：三阳爻与三阴爻争，而三阳俱胜，尽在于头，为上实，三阴从下，即为下虚，于是发病（《太素·经脉病解》）。

二、王冰《黄帝内经素问》的医易思想

唐代王冰（约710—805年），历时10余年，对《素问》进行编次、补亡

和注释，其成果《黄帝内经素问》经北宋校正医书局校勘后命名《增广补注黄帝内经素问》，流传至今。王冰的注释亦常"以易释医"，曾引用《易经》达19次。具体内容可分为两个方面：①以易之义理阐发医理。如以《易·说卦》之"立天之道，曰阴与阳，立地之道，曰柔与刚"解释《素问·天元纪大论》之"布气真灵，总统坤元"；以《易·系辞》之"天地氤氲，万物化醇"解释《素问·天元纪大论》之"生生化化，品物咸章"；以《否·象》中的"天地不交"，解释《素问·四气调神大论》之"天气不降，地气不腾，变化之道既亏，生育之源斯泯，故万物之命无察而生"；以《坤·象》之"坤厚德载物，德合无疆"解释《素问·五运行大论》之"地为人之下，太虚之中者也"等。②以《易》之数理解说医理。如在注释《素问·六节藏象论》之"三而成天，三而成地，三而成人"时，曰"非唯人独由三气以生，天地之道亦如是矣。故《易》乾坤诸卦皆必三矣"；在注释《素问·上古天真论》之"女子七岁，肾气盛……丈夫八岁，肾气实"时，曰："老阳之数极于九，少阳之数次于七，女子为少阴之气，故以少阳数偶之。老阴之数极于十，少阴之数次于八，男子为少阳之气，故以少阴数合之。"

三、孙思邈的医易思想

唐代著名医家孙思邈（约581—682年），非常重视《周易》，他认为医学是一门精微的学科，唯有精通易理，才能以简驭繁，把握其规律性。"人禀五常以为五脏，经络脏腑，阴阳会通，玄冥幽微，变化难极，《易》曰非天下之至赜，其孰能与于此"。因此，孙思邈在《千金要方》中明确提出对学医者的要求，"凡欲为大医……又须妙解阴阳禄命、诸家相法及灼龟五兆、周易六壬，并须精熟，如此乃得为大医"。

孙思邈以《周易》作为自己医论的根据和指导思想，将三才合一、气一元论、阴阳对立统一等观念渗透在认识人体、分析病机、治疗疾病、养生防护等多个方面。不仅如此，在《千金要方》中，还直接以八卦来论述医理，如论述针法时，言"凡用针之法，以补泻为先，呼吸应江汉，补泻校升斗。经纬有法则，阴阳不相干。震为阳气始，兑为阴气终，坎为太玄华，离为太阳精，欲补从卯南，欲泻从酉北，针入因日明，针出随月光"①。

第三节　宋金元时期的医易理论

一、刘完素的医易思想

河间学派的创始人刘完素（约 1120—1200 年），以阐发火热病机、善治火热病而名噪一时，是金元医家引易言医的第一人。他在《素问玄机原病式·序》开篇就说："夫医教者，源自伏羲，流于神农，注于黄帝"，将易学之祖伏羲亦作为医学之祖。刘完素认为易教、儒教、医教虽然各自表现为五行八卦、三纲五常、五运六气三个不同门类，但其根基相同，可以引借互用，即所谓"其门三，其道一，故相须以用而无相失，盖本教一而已矣"。正是基于这样的认识，刘完素把易学引入自己的医学理论著述中，把易理作为其医理的重要支撑和补充。

在《素问玄机原病式》和《素问病机气宜保命集》两书中，一方面，易理被用来阐发刘完素的某些医学观点，如用坎离两卦来论述万物之道，认为坎离水火为性命本原；以易理论证造化元气所形成的"脉"是循环往复的变易之道在人体的显现。另一方面，易理更重要的角色是用以阐发刘完素的"火热论"：①《周易·说卦传》有"燥万物者，莫熯乎火"之说，成为其论

---

① 《千金要方》卷二十九"针灸上·用针略例第五"。

述火热病机的常用依据。②以十二消息卦的理论驳斥"冬后阴降，而夏后阳降"谬误。刘完素指出"冬至子正一阳生，而得其复，至于巳则阴绝，而六阳备，是故得其纯乾；夏至午正则一阴生，而得姤，至于亥则阳绝，而六阴备，是故得其纯坤，至于冬至则阳复也……则子后阳升、午后阴降明矣"。③以泰否二卦论证了伤寒内热的病理。"子正一阳生，而至于正月寅，则三阳生，而得其泰。泰者，通利而非否塞也。午正一阴生，而至于七月申，则三阴生，而得否。否者，否塞而非通泰也。然而否极则泰，泰极则否。故六月泰极，则地中至寒；十二月否极，则地中至暖。然则地中寒燠，明可见焉。故知人之冒于寒而内为热者，亦有之矣"。④根据《周易》"润万物者莫润乎水"和"离火为戈兵"之说，提出"水善火恶"的观点，为其寒凉法治火热病作理论铺垫。

二、李东垣的医易思想

李东垣（1180—1251 年），主张脾胃为本，认为"内伤脾胃，百病由生"，治疗上重视调治脾胃，为"补土派"的宗师。李东垣的脾胃学说受《周易》的影响颇深，简述如下。

李东垣本八卦之说，治疗上重视升举气机。八卦之中，震巽属木，有震动升发之义。李东垣认为胆属震木，脾为己土，己土属巽（巽卦先天居西南，相应于脾），故胆气、脾气均应升发，在治疗上强调胆木的作用和脾气的升举，善用风药。他在《内外伤辨惑论》中说："震者，动也，人感之生足少阳甲胆也，甲胆者，风也，生化万物之根蒂。"在《脾胃论》中亦说："胆者，少阳春生之气，春气升则万化安，故胆气春升，余脏从之。"基于此理，李东垣创立了补中益气汤等名方以补脾巽之气，升少阳震气，使得元气充沛、生机盎然。

三、朱丹溪的医易思想

朱丹溪（1281—1358 年），以"相火论"闻名，创始滋阴学派。根据戴良的记载,朱丹溪的医学是"以三家之论,去其短而用其长,又复参之以太极之理,《易》《礼记》《通书》《正蒙》诸书之义,贯穿《内经》之旨,以寻其指归"而形成的,可见,易学是其医学理论的渊源之一,因此,"以易释医"的现象在朱丹溪的著作中频频出现也就不足为奇了。

朱丹溪熟稔易理,在论述其核心理论"相火论"的内容时多以易理为依据。如以"太极动而生阳、静而生阴"的原理说明"凡动皆属于火",以《易传》"吉凶悔吝生乎动"之辞引出"人之疾病生乎动""相火容易妄动"的观点。除此之外,朱丹溪在其他许多问题上也经常引用易理以佐证观点,内容涉及胚胎发育、脏腑特性、病机、治疗、养生等多个方面,如:①以《周易》"乾道成男,坤道成女"之论为基础,认为"精强血弱,则成男胎""精弱血强,则成女胎"。②以乾卦论天气、人形。朱丹溪依据《周易》乾为天、为金之象,认为"天,至清、至刚、至健,属乎金",对人而言,肺主皮毛,包裹周身如天包举于外,肺为人身之天,故肺亦属金,其性与天相应,主清净、刚健、肃降。③以泰否二卦,论脾胃生理、病理。④以坤卦之理创"倒仓法",治疗因"饮食糟粕之剩余与停痰瘀血等互相纠缠,郁结成聚"所形成的癥瘕、劳瘵、蛊胀、痢疾等各种无名奇病。⑤以咸卦论房室养生。

四、子午流注

子午流注的理论经历代完善发展,基本定型于金元时期,以何若愚的《流注指微赋》和窦汉卿(1196—1280年)的《标幽赋》为代表论著,此后明代徐凤在《针灸大全》中专载《子午流注逐日按时定穴歌》《论子午流注之法》等篇章,又进一步完善了该理论。子午流注是以井、荥、俞、经、合五俞穴配合阴阳五行为基础,运用干支配合脏腑,干支计年计月计日计时,以推算经气流注盛衰开合,按时取穴的一种方法,主要包括纳干法、纳支法两种。实际上,子午流注理论可看作是一种以经络气血流注为"象",以干支推衍为"数"的象数模型，该模型将某日某时天地之气的运行与人体经络气血的运行相对应，体现人体气血盛衰的周期性变化规律，从而指导选择针灸治疗的最佳时机，是"天人相应"理论的具体应用，也是以象数思维构建中医理论的成功范式。

五、飞腾八法[①]

"飞腾八法"首见于元代王国瑞的《扁鹊神应针灸玉龙经》，是以九宫八卦理论和窦汉卿在《针经指南》中提出的八脉交会穴为基础的一种按时取穴方法。运用飞腾八法，就是把某一日、时干支的对应数字加起来，然后将所得之和除以九，所得的余数即为八卦的九宫数，其相应的穴位即为当时所开之穴。具体对应表格如下：

表3－1　日、时干支代数表

天干	甲己	乙庚	丙辛	丁壬	戊癸	巳亥
地支	子午	丑未	寅申	卯酉	辰戌	
代数	9	8	7	6	5	4

表3－2　九宫八卦与八脉交会穴对应表

八卦	坎	坤	震	巽	中宫	乾	兑	艮	离
九宫	一	二	三	四	五	六	七	八	九
八脉交会穴	临泣	申脉	外关	后溪	男申脉，女内关	公孙	照海	内关	列缺

由此可见，王国瑞的飞腾八法也是一种表征气血运行规律的象数模型，此模型以九宫八卦为基本格局，以八脉交会穴表征奇经八脉的旺象，以九宫数、干支代数为推衍之数，推断奇经八脉随天时变化而产生的气血盛衰情况。按此方法，选择某一时辰气血最旺盛、机能最敏感的八脉交会穴进行针灸治疗，更有助于阴阳之气的调整。

---

① 徐凤的《针灸大全》中进一步完善了王国瑞的理论，成为后世所熟知的"灵龟八法"。此外，《针灸大全》中亦有飞腾八法，但与此名同实异。

第四节　明清时期的医易理论

明清时期，易学的繁荣有力地推动了医易理论的发展。明代的医易理论在"以易释医"的基础上产生了哲理化的研究倾向和新的理论建树，涌现出张景岳（1563—1640 年）、孙一奎（1538—1600 年）、赵献可（1573—l664 年）等一批卓有成就的医家。清代的医易理论则进一步凸显了"以易学象数思维构建医学理论模型"的发展趋势，郑钦安（约1804—1901 年）、黄元御（1705—1758 年）、彭子益（1871－1949 年）为其代表人物。现分述如下。

明代的医易理论可概括为三个方面。

第一，继承前人传统，以易理解说医理。明代医家秉承"以易释医"的传统，继续运用易学原理阐发医学的一些基本理论。如张景岳以先天六十四卦方位圆图的阴阳消息过程解说人的生长壮老已的生命演变过程；汪机借鉴邵雍的象数易学来阐发五运六气学说之纲领而著《运气易览》；张志聪以易学太极理论解释人体胚胎发育等。

第二，以太极立论，探讨医易的哲学内涵。张景岳在《医易义》中明确提出"医易同源""医易相通"的概念，对医易关系问题做了高度总结。张景岳从太极本原的层面阐发"医易同源"的观点，从阴阳变化的角度阐述"医易相通"的内涵，体现了医易研究的哲学化倾向。张景岳认为医与易都起源于"一"，这个"一"即是太极。受宋明理学的影响，张景岳的太极说含义颇广，包括太极、无极、气、理等多重内涵。一方面，张景岳既言"太极本无极"，又言"无极即太极"，将太极、无极的概念合二为一。另一方面，张景岳既言"太极者，理而已矣"，又言"先天者太极之一气，后天者两仪之阴阳"，将"理"与"气"的概念合为一体。同倡"医易同源"的医家孙一奎，亦非常重视太极理论，认为"医之为教，正示人节宣天地之气而使之无过不及。攻是业者，不能寻绎太极之妙，岂知本之学哉"。孙一奎对太极之理的见解集中体现在《医旨绪余》的"太极图抄引""太极图""太极图说"这几个篇章中。他认为，太极为万物的本源，化生万物，同时太极之理亦存在于万事万物之中。他在《太极图抄引》中说："天地万物，本为一体。所谓一体者，太极之理在焉""人在大气中，亦万物之一物耳，故亦具此太极之理也"。

第三，根据太极模型创建命门学说。明代医家对太极理论的研究没有仅仅停留在探讨内涵的理论层面，更为重要的是，他们依据太极模型创建了太极命门说。孙一奎以命门为人身之太极，认为两肾间的动气即是人身命门所在，创立"动气命门"说，即所谓"命门乃两肾中间之动气，非火非水，乃造化之枢纽，阴阳之根蒂，即先天之太极，五行由此而生，脏腑以继而成"。赵献可亦认为命门为人身之太极，依据太极图的原理，创肾间命门说。赵献可在其医易学代表作《医贯》一书中，以"论命门""阴阳论""相火龙雷论"三篇之论，集中阐发了他的学说，具体内容为"命门在人身之中，对脐附脊骨，自上数下，则为十四椎，自下数上，则为七椎。此处两肾所寄，左边一肾属阴水，右边一肾属阳水。各开一寸五分，中间是命门所居之宫，即太极图中之白圈也。其右旁一小白窍，即相火也。其左旁之小黑窍，即天一之真水也。此一水一火，俱属无形之气"。张景岳在此问题上与赵献可如出一辙，亦以太极图式作为医学模型论述人身命门的位置及作用。他在《求正录》中说："命门居两肾之中，即人身之太极。由太极以生两仪，而水火具焉，消长系焉，故为受生之初，为性命之本。"

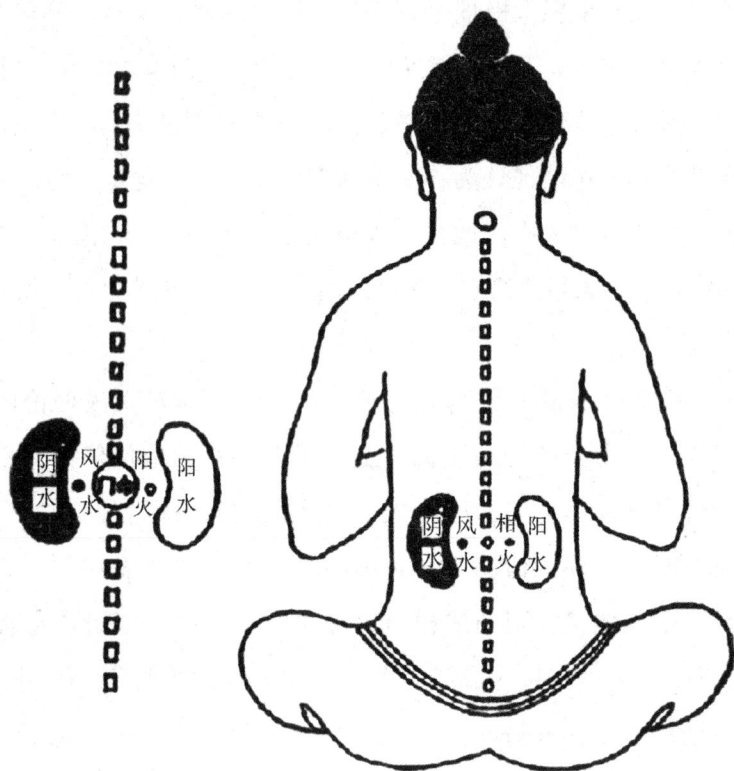

清代的医易理论：一方面，继续前人的传统，援易入医，阐发医学理论。如陈修园（1753—1823 年）以"艮"卦之理阐明"疝"的特性、病机，吴鞠通（1758—1836 年）依易理创"运坤阴""承乾健"等治法，唐容川（约1846—1897 年）引易理论述人身八卦等；另一方面，以易学思维构建医学模型的趋势逐渐明朗，出现了郑钦安、黄元御、彭子益这样的医易大家，通过对易理的理解，构建中医的象数模型，形成了一套新的学说，为中医理论的发展做出了突出的贡献。以黄元御为例，他以中气为人身枢纽，认为中气（己土脾、戊土胃）具有上下旋转之性，于是己土上行，阴升而化阳，阳升于左，则为肝，升于上，则为心；戊土下行，阳降而化阴，阴降于右，则为肺，降于下，则为肾。中气属土，肝属木而心属火，肺属金而肾属水，故而形成了"土枢四象"的人体气机模型。

　　综上所述，自先秦至清朝，医易理论的发展路线可大致分为两条：一条路线是以易释医，引用易学原理比附或阐发医理，这条路线纵贯全程，是历朝历代的医家会通易学与医学的主要方式。另一条路线则是以易学的象数思维方式构建医学理论模型，形成某种独具特色的理论体系，这条路线则时断时续，自《黄帝内经》和《伤寒论》之后，一度没有发展，直至金元时期，才出现了子午流注、飞腾八法这样的医学象数模型，明代医家以太极为模型创立了命门学说亦可看作是以易学模型构建医学理论的成功范式，时至清代，这条路线逐渐清晰、开阔，郑钦安的"真龙"模型、黄元御的"土枢四象"模型、彭子益的"大气圆运动"模型均成功地运用象数思维将中医学理化繁为简。

第二章　近代医易学派的背景

第一节　近代早期（1840～1897年）

一、晚清的时局变动及社会思潮

"康乾盛世"后的晚清，国事日趋衰落，危机四伏。道光、咸丰、同治、光绪几朝，国家内忧外患，动荡不安，兹将这一阶段的历史大事件罗列如下。

1840～1842年，鸦片战争。道光年间，率先进行工业革命的英国，为寻求资本输出市场，蓄意挑起鸦片战争，用坚船利炮打开了中国封锁多年的大门。战后，中英签订《南京条约》。

1851～1864年，太平天国运动。咸丰即位当年，洪秀全以"拜上帝会"为名，在广西起事，1853年定都南京，建立了太平天国，此后进行了数次北伐与西征，最终被曾国藩的湘军和后期予以支援的英法干涉军联合打败。

1856～1860年，第二次鸦片战争。在太平天国与清政府激烈斗争时，英、法在俄、美的支持下，再次发动侵华战争。1858年，清政府战败乞和，签订《天津条约》《瑷珲条约》。1860年，烽烟再起，咸丰帝逃往热河避暑山庄，英法联军火烧"圆明园"，攻陷北京，清政府被迫签订《北京条约》。

1861年，辛酉政变。咸丰帝病逝于热河行宫，年仅6岁的同治帝即位，幼帝之母慈禧太后处死了遗诏中任命的数位军政大臣，排除异己，从此开始了中国历史上近半个世纪的"垂帘听政"统治，史称"辛酉政变"。

1861～1894 年，洋务运动。1861 年，清政府设立"总理衙门"，总管签订条约、购买军火、兴办厂矿、创办新式学堂、派遣留学生等一切与洋务有关的活动。洋务运动以奕䜣、曾国藩、李鸿章等为主持者，主要工作为：①军事方面：筹建北洋水师、南洋水师、福建水师三支海军及北洋舰队。②工业方面：发展军事工业以"自强"，发展民用企业以"求富"。③教育方面：创办了京师大学堂、福州船政学堂、天津电报学堂等新式学堂，传授外语、军事及专业技能。注重留学教育，1872～1875 年间，共派出 4 批 120 人赴美留学，从 1875 年开始向欧洲派遣留学生。

1883～1885 年，中法战争。1885 年，双方签定《中法新约》。

1894～1895 年，中日甲午战争。1895 年，双方签订《马关条约》。

短短 50 余年，中国社会历经鸦片战争、太平天国起义、第二次鸦片战争、中法战争、中日甲午战争的摧残，在朝廷惊慌无措的同时，西国之学伴随着一系列不平等条约的签订大摇大摆地涌入中国。列强的入侵和时局的动荡不断拷问着旧有的意识形态，新的思潮就在这痛苦的反思中逐渐兴起，洋务人士和早期维新人士所提出的"师夷长技以制夷""中体西用"成为最具代表性的社会思潮。30 余年的洋务运动，不仅使国内的科技、文化、教育等为之变革，还大大加深了"中体西用"的观念在社会各界的影响，医学就是其中之一。

二、晚清医学界概况

1. 卫生行政体制

太医院，作为独立的中央医政机构，为宫廷内部皇族及官员服务。清初分为 11 科，道光二年（1822 年），由于认为"针刺火灸究非奉君之所宜"而废止针灸科，自道光始，医学分科衰减之势日趋明显，同治五年（1866 年），只设五科，即大方脉、小方脉、外科（即疮疡科）、眼科及口齿科。

太医院的职别名称，分为院使一人，主管院内一切行政及医疗事务等；

院判二人，协助掌管太医院一切事务及医务等工作；御医八至九名，管理宫内上层官员医疗事务；吏目约二十人，负责一般医疗事务；医士约十余名，负责中、下层官员医疗工作；恩粮生协助吏目或医士工作；肄业生没有处方权，数量不定。

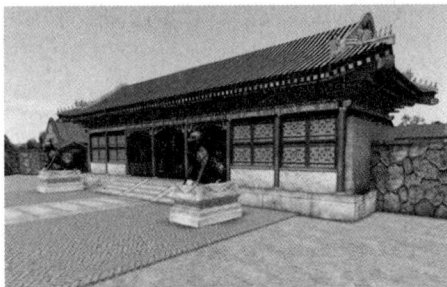

故宫太医院

2. 医学教育

（1）官方医学教育

太医院教习厅：晚清沿袭旧制，仍以太医院为中央医疗机构，院内有教习厅主管医学教育。教习由御医、吏目中品学兼优者充任，常驻太医院，负责向太医院中的肄业诸生授课及批阅未授职医士、恩粮生、肄业生的月课。课程设置，以《素问》《难经》《本草纲目》《脉诀》《医宗金鉴》为主要教材。学生来源主要是由医官子弟保送，另外地方举荐入太医院的民间医生，若经太医院考试不合格但有培养前途者，亦发教习厅学习以待再考。学生三年学习期满并通过考试，则于太医院中存档备案，在需要时递补太医院人事位缺。道光年间，因战乱致教习厅诸事荒废，房屋倾塌，三十年不闻书声。同治五年（1866年），御史胡庆源奏请整顿医官以正医学，同治六年，朝廷复设"教习厅"，并改名为"医学馆"，派选教习三人、收掌三人主持教学，他们并不留驻太医院，仅令未受职医士、恩粮生、肄业生每月初一、十五各交论文一章，进行批阅，可见此次整顿并没有扭转太医院教育衰落的势态。

清代在地方也设有医学教育，但不具规模。分府、州、县三级。府医学设正科一人，州医学设典科一人，县医学设训官一人，三者都由医士担任。这些地方医官一般都由礼部查明咨送，且知会太医院，年终造册报吏部存案。

新式学堂：除了传统医学教育，洋务运动时期的朝廷，开始引进西方教育模式创办新式学堂、传授西医知识。同治四年（1865 年），北京同文馆设科学系，聘请外籍教授讲授西医讲座，可谓官方开讲西方医学之先例。光绪七年（1881 年），为了培养军医人才，直隶总督李鸿章在其集资建立、英国伦敦会医生施诊的"养病院"（英名总督医院）内附设"医学馆"（英名总督医院附属医学校），1888 年，"养病院"由伦敦会收买，"医学馆"由政府接办。光绪二十年（1894 年），李鸿章在"医学馆"的基础上建立北洋医学堂，也称天津医学堂，由法国军医梅尼主持，天津税务署英国医官欧士敦为总教习，课程设置照西方医学校的标准。北洋医学堂的所有经费由北洋海军经费支出，专门为海军各营舰培养医官，是中国第一所官办的西医学堂。

官派留学教育：值得一提的是，洋务时期，为了更快、更好地向西方学习先进技术，特别是军事技术，朝廷开启了近代留学教育。1872～1875 年，共选派 4 批 120 名幼童赴美留学，完成中学学业后准备学习工科。1875 年开始，陆续向欧洲派遣留学生学习军事技术。尽管这一时期的留学高潮中没有专门学医的留学生，但对西医传播的意义却不容忽视：①使留学之风大开，带动了民间的留美活动，19 世纪末的民间留美以学医为主；②以留欧学生严复为代表的留学生们回国后开社会风气之先，成为西方先进理念的积极传播者，为西医在国内的传播奠定了主流舆论的基调。

（2）民间教育

师承教育：民间中医教育的主要形式是"家传"或"师带徒"的师承教育。鸦片战争后，由于官办中医教育日益衰落，师承教育成为中医继承和发展的一种重要的教育形式。

民间学堂：光绪十一年（1885 年），在洋务派兴办学堂的影响下，名医陈虬创建利济医学堂，拉开了民间中医学振兴教育的序幕。陈虬自任院长兼主讲习，教员皆聘自浙南各地的优秀医家。教学内容分普通课与中医专业课，普通课如国文、历史、音韵、书算、种植等多门。专业课主要学习医学经典如《内经》《伤寒论》等著作和各家典籍。学校自编的教材有《利济教经》《中星图略》《医历表》《利济文课》《卫生经》《新字欧文七音释》等多种。十几年间，共培养学生300余人。利济医学堂之后，中国开始陆续出现中医学堂，并尝试中西医结合教授的新式教育。这些学堂普遍规模不大，且办校时间不长，虽然无法与民国时期的办学盛况相比，却为中医学的传播和发展做出了不可磨灭的贡献。

3. 西医的传入

近代大规模的西医东渐开始于19世纪初的基督教新教来华，相对于明末清初的天主教来华，被称为"第二次西洋医学传入"。1807年，英国伦敦会派遣罗伯特·马里逊来华传教，揭开了近代基督教新教在华传教的历史。1834年，美国公理会差会（美部会）派遣传教医生伯驾来华，标志着"传教"和"传医"活动的正式联姻。1838年，郭雷枢等人在广州主持召开了"中国医务传道会"的成立大会，有力地推动了"医学传教"活动。鸦片战争后，一系列条约的签订，放宽了传教士进入中国的限制，大批传教士接踵而至，据1887年统计，总共有150名传教医生来华。这些传教士建立西医诊所、教会医院、西医学校、西医社团组织并著述翻译医书、创办西医刊物，强有力地推动了西方医学在中国的传播和发展。

（1）西医医院的建立

1820年，英国伦敦教会传教士马礼逊和英国东印度公司外科医生李文斯敦在澳门开设了一家中西医诊所，以治眼疾为主，兼治他疾。1827年，英国东印度公司的又一位医生郭雷枢来澳门参与其中，将原有诊所扩大，并开设"养病院"，成为中国第一所西医院，该眼科医院于1932年关闭。此后，郭雷枢又在广州开设眼科诊所。1835年，美国来华传教士医生彼得·伯驾在广州开设"广州眼科医局"（博济医院的前身），为中国第一所教会医院。澳门和广州的眼科诊所是西方人最早在中国建立的医院，可看作西医在鸦片战争后向中国大规模输入的前奏。

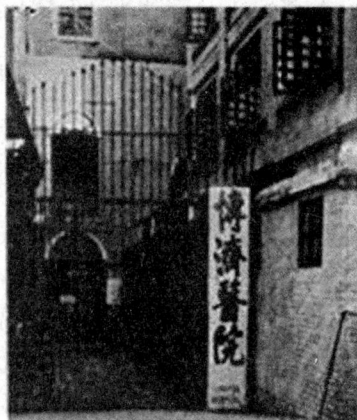

鸦片战争后，通商口岸进一步开放，传教士可自由传教、设立医院，教会医院如雨后春笋般兴盛起来。1842～1848 年，广州、厦门、福州、宁波、上海五个通商口岸都建立起了教会医院和诊所。1860 年以后，教会的医院、诊所从沿海城市向内地拓展。到 19 世纪末，外国人在我国设医院达 70 余所，诊所 40 余所。这其中著名的教会医院有：广州博济医院（1859 年）、北京协和医院（1865 年）、上海仁济医院（1845 年）、同仁医院（1867 年）、苏州博习医院（1883 年）、南京鼓楼医院（1892 年）等。

（2）西医学校的建立

20 世纪以前，西医学教育与教会医院密切联系在一起，早期的西医学教育是在教会医院里以师带徒的方式进行的。据 1887 年尼尔调查，当时教会医院培养的生徒数量很少，在 60 所教会医院中，有 39 所兼收生徒，其中有 5 所招生人数超过 10 人，其余为 2～6 人，当时已毕业的约 300 名，肆业生 250～300 名。

1866 年，嘉约翰设立博济医院附属医学校"博济医学堂"，成为中国第一所教会医学校。博济医学堂在教学内容、设备、师资和教学方法上已经具备近代医学校的规模，甚至与欧美同一时代的医学教育水准并无太大差距，至 1912 年停办，该医校共培养毕业生 150 多名。

博济医学堂的设立是近代中国西医教育史上的里程碑，直接启发了此后一批教会医学堂和护士学校的建立。19世纪70年代以后，传教士逐渐把办学目光转向高等教育，在中国创办了多所教会大学，如苏州医院医学校、上海圣约翰学院医学系，西医学的教育逐渐纳入了正常轨道。但1900年以前建立的教会医学校数量很少，规模亦小，据1897年估计，当时中国共计有298名西医毕业生，在校者194人。

（3）西医书籍的编译

20世纪以前中国的西医书籍主要是传教士译著的，当时较早大批编译西医书籍的传教医生主要有英国的合信、美国的嘉约翰、英国的德贞和傅兰雅。合信先后著述《全体新论》（1851年）、《西医论略》（1857年）、《内科新说》（1857年）、《妇婴新说》（1858年）、《博物新编》（1859年），总称《合信医书五种》，在社会上影响很大。嘉约翰于1859年起开始译书，是年出版了《论发热和疝》，1871年起为博济医校编译教材，先后成书34种，比较注重临床各科实用知识的讲授。德贞在京师同文馆成立后即被委任为医学教习，1886年编译《全体通考》16卷，由京师同文馆出版。这是官方在北京出版的第一部系统解剖书，并作为官方教科书免费赠送给京城官员，颇有影响。傅兰雅在李鸿章设立的江南制造局翻译馆工作期间，与其工作助手赵元益合作翻译了《儒门医学》《药品中医名目表》《济急法》等多部医书，成就显著。此外，这一时期从事医学著作翻译的传教士还有维善、柯为良、博恒理、梅藤更等人。据统计，从1850年至辛亥革命前，有100余种外国人译著的西医书籍在中国流传。综观这些著作，大致分为以下几类。

解剖学、生理学类：主要有合信的《全体新论》，嘉约翰的《休用十章》，德贞的《全体通考》《体骨考略》，柯为良的《全体阐微》，惠特尼的《体学新编》等。

西医学类：主要有合信的《西医略论》，德贞的《西医举隅》《西医汇抄》等。

内科类：主要有合信的《内科新说》、嘉约翰的《西医内科全书》《内科阐微》《炎症全书》《热症全书》等。

外科类：主要有嘉约翰的《裹扎新法》《割症全书》《花柳指迷》《皮肤新编》，梅藤更的《西医外科理法》等。

妇科、儿科类：主要有合信的《妇婴新说》，嘉约翰《妇科精蕴图说》等。

医方、药方类：主要有嘉约翰的《西药略释》《西药新法》，洪士提反的《万国药方》，梅藤更的《医方汇编》等。

医药卫生、救护类：主要有嘉约翰的《卫生要旨》《种痘捷法》《救溺水法》，傅兰雅的《保生全命论》等。

（4）西医刊物的创办

近代意义上的报刊最早是由西方传教士引进的，在专门化西医报刊创办之前，教会报刊发表的大量西医知识在近代中国西医传播史上亦占有重要的地位。如《东西洋考每月统记传》、《中西闻见录》（后更名《格致汇编》）、《万国公报》、《上海新报》等报刊上经常刊登医学传教士介绍西医的文章。近代传教士西医报刊主要有1871年创办的《海关医报》、1880年创办的《西医新报》、1886年创办的《医学报》、1887年创办的《博医会报》等。

《海关医报》，是近代最早的西医报刊，半年刊，1871年8月在上海创刊，1904年休刊，1911年改为小册子出版1期而终刊，由海关医务官贾米森任主编，其内容主要是教会医院医生的医学活动和有关疾病的资料。

1880年创刊的《西医新报》是传教医生在中国创办的最早的专门性西医报刊。它由嘉约翰主编，由广州博济医院出版，年出4册，第8期后停刊。

1887年，身为博医会首任会长的嘉约翰为了更好地发挥博医会传播西医的作用，又创办了英文医学杂志《博医会报》，这是19世纪末在中国出版的西医学术刊物。《博医会报》为季刊，由在华传教医生、外籍医生，以及曾在中国工作过而现居海外的医生、学者撰稿，内容非常丰富，主要介绍西医在华传播和发展状况，介绍各种疾病资料、诊治经验和研究方法。

（5）西医学会组织的建立

中华医学传教会：1838 年，伯驾、郭雷枢、裨治文在广州组织"中华医学传教会"，以郭雷枢为主席，伯驾、加丁、雷尔、裨治文为副主席，是近代中国第一个医学传教组织。该会的创办目的是：传播西方医学和鼓励医生来华施诊。该会成立后，通过开办医院提供免费治疗、招收生徒进行医学教育等途径，为西医学在华传播迈出了关键的一步。1845 年，由于香港传教会的成员和伯驾产生争论，中华医学传教会分裂。香港方面组织新的医学传教会，短短几年时间就结束了。伯驾在广州组织的医学传教会一直处于优势，存在至 20 世纪。

中国内外科学会：1845 年，在香港的医务官和传教士组织成立"中国内外科学会"，由英国海军医生塔克（A. Tocker）任会长，合信任秘书，成员共7 人。该学会主要目标在于加强医药学方面的交流，对关乎大众健康的诸如流行病等问题展开讨论。学会下设图书馆以及博物馆，他们和内地教会医生有密切的关系，定期召开医学讲座会。

中华博医会：1886 年，在医学传教士文恒理、嘉约翰等人的提议下，医学传教士们于上海成立中华博医会，成为基督教在华的第一个全国性医学传教专业机构。1890 年，在上海召开的中华博医会第一次大会上，医学传教士讨论了医学传教士与医学职业的关系、医学传教士对中国医药的使用、对中国人进行医学教育、医学名词的统一等重要问题。在讨论的基础上，中华博医会成立名词委员会、中医药研究委员会、鸦片委员会等机构以从事各项工作。1890 年以后，中华博医会在规划教会医疗事业上起着日益重要的作用，促进了教会医疗事业的发展。

三、晚清的主流医学观

1. 名人政要的医学观

晚清政要名士对中西医学的态度虽不尽相同，但都肯定西医，多主张中西医"并存合用""取长补短"。他们的态度是社会变革思潮的缩影，一定程度上影响了中西医碰撞后的发展趋势。

洋务派以"中学为体、西学为用"为宗旨，对中西医的看法亦体现了这一理念。李鸿章在《万国药方》的序言中，客观地评价了中西医的特点，充分肯定了西医的优势，提出应"合中西之说而会其通，以造于至精极微之境"的论点，可视为近代最早的"中西医汇通"观。北洋医学堂的课程设置既有中医也有西医，北洋水师和新军的军医也都是中西医兼用，由此洋务派的"中西医汇通"观可见一斑。

早期维新人士郑观应对中西医的态度是"中西折中，取长补短"。他在《盛世危言》中，专列"医道"篇评价中西医，认为"中医失于虚，西医泥于实，中医逞其效，西医贵其功"，进而建议学医者应不分中西，一并学习，治疗疾病时，内症以中法为主，外症参以西法。郑观应虽未明确提出中西医汇通的观点，但他"将中国《本草》所载之药逐一化验性质，详加注释"和"将人之脏腑经络查于古书所论方位是否相符"的想法，亦可看作汇通中西医的初步设想。

2. 中医界的医学思潮

在中医界，西医知识刚刚传播开来，中医人士主要通过传教士医生翻译的西医书籍了解西医，对其了解程度有限，而西医的势力还尚未形成，不足以撼动中医的主导地位，因此，与文化界中顽固派、洋务派、维新派等激烈的交锋相比，中医界对西医的态度较为平淡，普遍认为中西医学各有长短，国人应以中医为主体，采西医之长以补中医之短，二者应互相参合汇通。这一主流思潮在早期汇通派医家唐容川、罗定昌、朱沛文等人的论述中体现得尤为明显。

罗定昌在《中西医粹》中，表达了他对中西医交流的欢迎态度，"方今天下一家，中外和好，中国之书，达于外国，外国之书，通于中国。其书同，其理谅无不同"。罗定昌比较中西医之不同，得出"西医之论脏腑，详形而略理；中医之论脏腑，详理而略形"的结论，但终认为"天下之医，当以《内经》为准则。西医不遵《内经》……论形不论理，终逊中国一等"。

四川名医唐容川是公认的中西医汇通大家，著有《中西医书五种》（再版更名为《中西汇通医书五种》）。唐容川将中西医的差别总结为"中医长于气化，西医长于解剖"，但认为中西医原理一致，可归于一是，提倡互相取长补短。"西医亦有所长，中医岂无所短……兼中西之义解之，不存疆域异同之见，但求折中归于一是"。应该指出的是，唐容川的中西汇通还是更偏于以西证中，西为中用。

广东人朱沛文，与西医常有往来，且略通英文，在当时中医界属于比较了解西医的人，著有《华洋脏象约纂》。他比较了中西医的学理与方法，指出二者的不同在于"中华儒者精于穷理，西洋智士长于格物"。朱沛文的汇通观是"通其可通，并存互异"，他认为中西医各有是非，不能偏主，有宜从华，有宜从洋，具体的理论取舍应以实践为判断标准。应该说，朱沛文不提倡牵强附会的中西汇通，强调通其可通，以实践为评判的见解是比较客观和公允的。

可见，在中西医学开始碰撞接触的晚清时期，文化界和中医界的主流思潮均是"以中学为主参合汇通西学"，尽管文化界提倡参合汇通是为了肯定和引进西医，传统中医界赞同参合汇通是以开明的学术态度来向西医取长补短的，目的是使中医更好地发展，但形式上，二者并没有太大分歧。

四、对医易学派的影响

这一阶段，是中西医学初步接触、碰撞的时期。中医界对西医的传播态势反应较为平静，此时的医易学派本质上并没有受到西方医学的冲击，相反，有了西方医学做参照，无形中增加了他们研究医易理论的动力和新依据。或许出于民族自尊心，或许出于敏锐的危机感，这一阶段的医易学派的学术成就在医易史上反而呈现了一个不小的高峰。

这期间的医易学派中的医家可按是否参合西说大致分为两类。

第一类医家心无旁骛地研究医易理论，对刚刚传入的西医态度淡然，似乎并没有受到多少西方医学的影响，代表人物为石寿棠、郑钦安。晚清名医石寿棠，感于当时医界"昧于其原，而仅逐其末"的状况，著《医原》（1861年）一书，借助易理阐发人身造化的根本原理，提出"人法天地而生，病以燥湿为患"的观点，见解独到精辟，对后世医家颇有启迪。被世人尊称"火神"的郑钦安先后著成《医理真传》（1869年）和《医法圆通》（1874年），书中援易入医，以乾坤坎离大旨立论，以真阳为人身立命之本，探求阴阳盈缩、生化至理、虚实病情、用法用方之妙义。

第二类医家，显然已经不同程度地吸纳了一些西医理论，他们的医易著作中常常参合西说，"以西证中"，而博大精深的易学理论不仅用来阐发中医理论，还时常被用作"汇通中西"的桥梁。这类医家以罗定昌、邵同珍、唐容川为代表人物。1894年，罗定昌出版《中西医粹》，在这部书中，从天人相应的角度论述"易象阴阳脏腑"，将日月运行、节令气运、八卦干支等与人身脏腑经络相配，试图构建天人合一的脏腑图式，与此同时，还参合许多解剖学的知识进行对照分析。湖北医家邵同珍，认为"医之理即《易》之理，《易》之用，即医之用，贯通比附，不爽纤毫"，将人之全体配合八卦，绘图贴说，于70余岁著成《医易一理》（1897年）。书中许多论述均吸取了西医的知识，其目的是借用西医知识来印证和发挥中医理论。以"中西汇通"著称的唐容川，也是一位不折不扣的医易大家，他的医易思想不仅反映在《医易通说》（1901 年）中，亦体现在其他著作中，如《中西汇通医精经义》（1892 年）中就有用河洛阐明经义、用卦象解释藏象的论述。唐容川主张"以西证中""西为中用"，在阐发医易相通的观点时常常参合西说加以发明。

第二节　近代中期（1898～1928 年）

一、时局变动和社会思潮

甲午一战，中国惨败，昔日的天朝上国竟然输给一个边夷小邦，如果说春秋大梦中的中国在鸦片战争后只是睁开了双眼，那么甲午战争后则彻底惊醒了。《马关条约》的签订引发了全民的悲愤，士人学子公车上书，康有为发起强学会，宣传维新主张，声势遍布北京、天津、上海等地，革旧维新、变法图强的思想终于在 1898 年酝酿成一场轰轰烈烈的变法运动。戊戌变法虽然仅存在了百日即以失败告终，但却将"变革""改制"的理念深入人心，固有的传统正式进入了转型期，此后的数十年间，"变革"的主题一直贯穿始终，伴随时局的跌宕，"除旧革新"的思潮也越来越汹涌。现将此期的大变革事件列举如下。

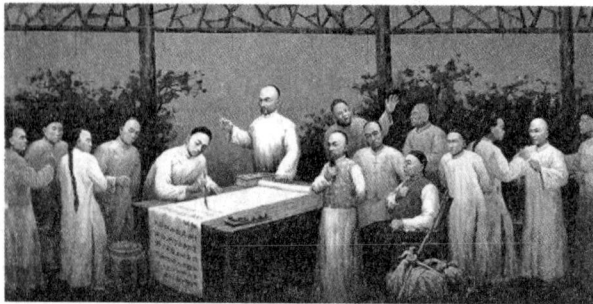

1900 年，庚子国难。"扶清灭洋"的义和团运动在朝廷的默许下达到高潮，八国联军侵占紫禁城，次年，朝廷与 11 国签订《辛丑条约》。

1901～1912 年，清末新政。1901 始，亡国灭种的危机感迫使朝廷颁布一系列新政：练新军、改官制、废科举、建学校、遣留学、兴商务等。1906 年，朝廷宣布预备立宪。1908 年，光绪皇帝和慈禧先后病逝，宣统帝即位。1912 年，宣统帝退位，新政结束。

1905～1911 年，反清革命。新政后期，革命运动逐渐成熟。1905 年，孙中山于东京成立中国同盟会，此后支持策划一系列革命起义行动，1911 年，辛亥革命爆发。

1912 年，"中华民国"成立。孙中山与袁世凯先后就任中华民国临时大总统。

1912～1916 年，袁世凯复辟帝制。1912 年始，袁世凯大搞"尊孔活动"，提倡"礼教"，此后解散国民党、国会，1915 年末，袁世凯宣布成立"中华帝国"。随后蔡锷等发起护国运动，1916 年 3 月，袁世凯被迫取消帝制，5 月病逝。此后，北洋军阀混战，轮流执政。

1915～1919 年，新文化运动。以陈独秀、李大钊、鲁迅、胡适为代表人物，高举民主和科学两面大旗，从政治观点、学术思想、伦理道德、文学艺术等方面向封建复古势力进行猛烈地抨击。1919 年 5 月 4 日，以反对巴黎和会将山东的权益转让日本为诱因，五四爱国运动爆发，1926～1928 年，北伐战争。1926 年，国民革命军与北洋军阀交战。1927 年，南京国民政府成立。1928 年，南京国民政府结束内战，完成全国形式上的统一。

二、医界的变革

1. 医疗体制、医学教育逐渐西化

清末的太医院已经不再是国家政府中唯一的医疗机构。此时的医疗体制

具体可分为两个方面表述：①太医院：1906年，出于"医术中西并重，若拘守旧方，不加改良，恐非慎重生命之道"的考虑，清廷开始整顿太医院。期间虽拟定调留学生医科进士任职、派遣太医院肄业生出国、拟设中西二科的医术馆等措施，但均未果。1908年，光绪和慈禧先后病逝，太医院因而获咎，自此更加一蹶不振，医疗势力严重萎缩。②卫生司：1905年，清政府开始设立巡警部，兼管卫生事务，1906年，巡警部改称民政部，下设卫生司，掌管全国卫生事宜。卫生司设立不久，便开始筹建直属医院，即京城官医院。1906年开诊的内城官医院和1908年开办的外城官医院是最早建立的近代公立医院，是我国首创的既有西医又有中医的综合性医院，参照欧美各国医院制度进行管理，一直持续到民国初年。此外，1902年始，清廷开办京师官医局，并一改前朝为治疫病临时设立的惯例，将其作为固定医疗机构，为民间百姓免费诊治。1910年，官医局划入民政部管理。

清末的官方医学教育：主要变革体现在三个方面：①制定大学堂章程：1903年，国家颁布规定学制系统的文件《奏定学堂章程》，除规定各级各类学堂学制系统外，还订立了学校管理办法和学校设置办法等，施行至辛亥革命为止。标志着我国对医学教育有了正式的制度规定。根据规定，医科分医学、药学两门。医学共22门课，中医只是其中之一，药学24门，中国药材亦只占一份，其余课程均为西医西药。②开设医学实业馆：1898年，清廷设京师大学堂，起先只是开设了一门医学课程，1903年，京师大学堂增设"医学实业馆"，同时教授中西医学，1904年，改成"医学馆"。1907年，改名为"京师医学专门学堂"，中西医学分科肄业，各自深造。但由于当时我国无论是中医教育或西医教育，都缺乏办学经验，学部无法具体厘定各门科目的教学规程，遂将学堂学生全部送日本学习，学堂停办。③考试制度改良：清末废科举兴学校，故以"合科举于学校"为改良方法，通过考试赏给医科生举人、进士之职。此外，为了健全医生管理、加快引进西医，地方多次举行了医士考试，如南洋大臣特考（上海）、两淮医士考试、吉林医士考试，题目多为中西医汇通式，具有时代气息。④留学高潮：1907 年日本与清政府订立接受中国留学生办法，各省公派留日学生大增，1905 年至 1939 年，留日毕业生达 11800 余人。1908 年美国国会向中国政府正式声明，将偿付美国庚子赔款的半数供中国派遣留学生赴美之用，此后留美学生有了显著增加。这些留学生中医学生和药学生始终占相当比例，尤以留日的多见，据牛亚华统计，1911 年前，留日医学生中，有姓名可考者 163 人。

北洋军阀时期的医疗和医学教育体制：1912 年，民国政府设卫生司，但始终没有实行过统一的医药管理。医学学术、教育、医师管理归教育部，公共卫生归内政部、警察总署，公共防疫和海关检疫归外交部，各行其是。1912 年，教育部颁布《医学专门学校规程令》《药学专门学校规程令》均漏列中医中药。1913 年，教育部公布大学规程，医科分医学、药学两门，共103 个科目中亦没有中医、中药的名目。此后上海神州医药总会联系各省市组织"医药救亡请愿团"赴京请愿，迫于群众压力，1914 年 1 月，政府明确表示没有歧视废弃中医之意，中医药学校课程暂从缓议，允许民间中医药学校先行自谋组建。

2. 民间中医人士改良图强

自清末始，政府的注意力就已经集中在引进西学上，对中医多有轻视之辞。而民间的有识之士则以其敏锐的危机感和强大的责任感担起了真正发展中医的重担。自戊戌变法至北洋军阀统治的 30 余年间，民间中医积极筹建教育机构、设立中医医院、创办刊物、组织社团，以保全中医的阵地，与迅速崛起的西医势力形成对峙的局面。

（1）民间筹建中医教育机构

近代民间医学教育的探索之初，如何处理中医学和西医学的关系、设置课程、编写教材等都是棘手的问题，清末陆续成立的民间学堂多因教育经验不足，持续时间较短。虽然影响有限，但却对民国时期中医院校的创办做了必要的经验准备，起着承前启后的重要作用。现择取部分学堂简单列举如下。

①江西中医学堂，1901 年开办，是一中西两系统并存的学校，1905 年停办。

②绍兴医学讲习社，1904 年，杜炜孙创于绍兴。

③女子中西医学院，1905 年，李平书、张竹君创办于上海。

④南洋中西医学堂，1905 年，创办于吴淞。

⑤巴县医学堂，后改称为巴县民立医学堂，1906 年创办于四川重庆，1911 年该校由重庆医学研究会接办，1916 年停办。

⑥山西医学专门学堂，1906 年，由清政府拨款在太原建立，分设中西医两科，1911 年停办。

⑦中西医院附设研究所，1908 年，端方创办。

⑧中国医学会附设讲习所，1910 年，蔡小香、丁福保创于上海。

⑨镇江自新医学堂，1910 年，袁桂生创于镇江。

民国初年，由于北洋政府未能将中医教育列入教育系统，但允许民间自谋组建中医学校，积极开展民间中医教育成了维护发展中医的当务之急。由于早先的经验积累和社会各界的大力支持，民间中医教育逐步过渡到一个较为成熟的阶段。以 1915 年上海中医专门学校在内务部立案为先导，1915 ~ 1928 年间，粗略估计先后建立的民间中医学校至少 30 余所。这些学校多半由当地名医和中医学会团体所建，以上海、浙江、广东地区的学校最具规模，仅上海一地就有 7 所。择著名学校简介如下。

上海：上海中医专门学校：1915 年，由丁甘仁、夏应堂、谢观等筹办，1931 年改名上海中医学院，延续至抗战后。该校的第一任校长为谢观，早期执教者有曹颖甫、丁福保、陆渊雷、祝味菊等人，早期毕业生如陈存仁、张赞臣、章次公、程门雪、秦伯未、许半龙、王一仁等均为近代中医名家。

中医通函教授学社：1925 年，由恽铁樵与章太炎等创办，编写函授讲义 20 多种，通函受业者达 600 余人，学校于 1928 年停办。

浙江：浙江中医专门学校：1916 年，由杭州中药行业发起筹建，课程设置注重结合现代科学，至 1937 年停办，前后办学 21 年，共招生 20 班，计学士 425 人。

兰溪中医专门学校：1919 年，由知县盛鸿焘发起筹建，聘请张山雷任教务主管，成效卓著，1937 年因战火停办，4 年间毕业 8 期，共 556 人。

山西：山西医学传习所：1919 年，由山西中医改进研究会主办。先后更名山西医学专门学校、山西医学专科学校，至 1940 年并入山西大学。该校得到军阀阎锡山的支持，设备、师资均较完备，教学质量颇高。

广东：广东中医药专门学校：由省港药材行和广州中医知名人士共同倡议创办的中医高等本科专业学校。该校筹建于 1913 年，至 1924 年正式开学，首任校长卢乃潼。1933 年建成附属广东中医院，至 1955 年停办，30 年来共有毕业生 21 届 893 人，培养了大批优秀中医药人才。

（2）设立附属医院

由于医学教育的实践性较强，各地中医院校创办伊始，即把附属医院建设摆上议事日程。1921 年，丁甘仁、丁仲英父子创立上海广益中医院，作为上海中医专门学校的临床教学基地和上海中医学会会员的活动场所，在国内颇具影响。1931 年，丁仲英又创办华隆中医院，该院已有了住院医师每日查房的规定。1927 年，广东中医院开始筹建，是我国近代史上办院时间最长、规模最大、设备最齐全的中医教学医院，一直沿革至新中国成立后。

（3）创办中医报刊

戊戌以后，集会结社之风渐兴，中医社团应运而生，而作为交流学术信息媒介的中医期刊则与中医社团相伴而行。据统计，近代中医药期刊有 463 种，清末的中医杂志尚少，民国初年数量仍不多，20 年代有逐渐增加的趋势，30 年代达到全盛时期。1935 年宋大仁、沈替凡曾调查医学期刊，共得中医期刊 137 种，分布于 16 个省市。

早期中医药期刊在内容上均中西兼备，都有一定篇幅用来介绍近代西方医药知识。其中影响较大的期刊如下：

《绍兴医药学报》：1908 年，何廉臣、裘吉生创办于绍兴。1922 年，迁往杭州，改名《三三医报》，由裘吉生主编，一直持续到 1929 年，是近代中医史上历时最长、相关出版物最多的一个杂志，张锡纯等许多名家均在此撰稿，影响很大。

《神州医药学报》：1913 年 5 月创刊于上海，1916 年 10 月停刊，主编余伯陶、包识生。1923 年复刊，1925 年再停刊。该刊代表了早期中医界的舆论，是中医界同北洋政府斗争的工具。

《医学杂志》：1921 年，山西太原中医改进研究会创办，学术水平较高，是当时国内影响较大的中医刊物。至 1937 年抗战而停刊，共发行 95 期。

《中医杂志》：1921 年，上海中医学会创办，由王鞠仁任编辑长，编辑者有何天源、秦伯未、章成之、王慎轩等。该刊以学术交流为中心，议论精辟，备受推崇。1930 年 9 月停刊。

《医界春秋》：I926 年，张赞臣等创于上海。该刊是中西医论争激化后中医界舆论之中坚，学术上、政治上均在当时中医界起到领导作用。至 1937 年发行持续 11 年，遍及国内各省市，还远及朝鲜、日本、东南亚诸国及欧美等，影响颇大。

（4）创办社团组织

戊戌之后，上海、北平、广州等重要城市先后出现了一些中医社团组织。民国建立以后，各地中医药社团纷纷涌现。

1905 年，周雪樵出面将全国各主要医会合组为"中国医学会"，并以其主办的《医学报》为会刊，成为近代第一个全国性的中医社团。1907 年，中国医学会进行了改组，由蔡小香出任会长，丁福保、何廉臣、王问樵为副会长，改组后该会确定其宗旨为：改良医学，博采东西国医理，发明新理新法，取集思广益之效。1907～1909 年间，该会会员达 300 余人。1909 年，该会因中西医学观问题发生内部纷争。1910 年，该会易名为中国医学公会，数月后解散，丁福保则另设"中西医学研究会"，主要介绍西方医学，维持了近20 年。

1906 年，李平书、周雪樵等人在上海创办的"上海医务总会"是近代成立最早的医药社团。首届总董事为李平书、陈莲舫、黄春南、蔡小香、余伯陶，该会宗旨是：整顿和改良中医，抵御西医冲击。该会决议编辑中医教科书、开办医科学校、筹备医院、提请工部兴办卫生事宜。

此外，1906 年罗熙如、黎棣初于广东发起组织的"医学求益社"、1912年余伯陶、包识生、颜伯卿等创立的"上海神州医药总会"、1919 年阎锡山主持成立的"山西中医改进研究会"、1921 年丁甘仁、夏应堂等创办的"上海中医学会"、1926 年建立的"上海医界春秋社"等，均为发展中医、维护中医药权益做出较大贡献。

3. 西医势力迅速扩大

自戊戌变法后的几十年间，不仅教会医疗事业有了很大的进展，教会医院和医学院校达到其数量上的巅峰，而且归国的留学生和在国内接受西医教育的学生也加入到宣传西医的队伍中，积极创办刊物、团体，翻译西医书籍，西医势力大增。

教会医院迅速扩增：1901 年始，教会医院的势力迅猛发展。在华开办教会医院的，已经从欧、美扩大到日本、朝鲜等国，但在数量上仍是美国居首位。教会医院在沿海、沿江省份

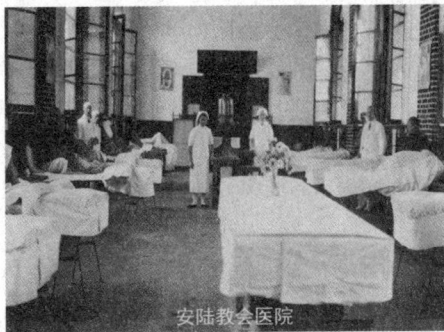

安陆教会医院

通商口岸及其附近地区拓展到一定程度后，于20世纪初以强大的势头向内地以及偏远地区拓展，如湖北的襄阳同济医院、云南的昆明惠滇医院、陕西的西安广仁医院等。至1915年，中国有教会医院330所，诊所223所。仅1919～1924年的5年间，一些差会拟建的教会医院就有38所之多。尽管1926～1927年间的北伐战争对教会医疗事业产生了较大的冲击，但由于中西职员的努力，并未伤及元气。这期间出现了一批著名医院，1907建立的湖南洲雅医院就是其中之一。

西医教育成效显著：20世纪初医学传教士对医学教育更加注重，1901年广州成立女子医学校（1902年改名为夏葛医学校）、1914年在湖南长沙成立湘雅医学专门学校。与此同时，医学传教界在兴办医学教育上表现了前所未有的合作精神，先后创办了一批协和医学院，如1906年美部会、美国长老会、伦敦医学传道会等差会联合创办的北京协和医学堂、1908年美以美会、伦敦会、美国长老会、美部会联合创办的北京协和女子医学院、1910年创立于四川成都的华西协和医学院等。至1915年在我国先后建立了23所教会医学院校，几乎遍及各省。1919～1927年间，虽然教会医学院的数量没有太大的增加，但质量有了进一步的提高，培养了大批的西医人才。

此外，我国民间和其他外国人士也相继建立了一些西医院校，如1909年广州士绅捐款创建的"广东公立医科专门学校"、1907年德国人宝隆在上海设立的同济医院附设德文医学堂（后更名同济学院）、1911年日本人在奉天（沈阳）设立南满医学堂等。

西医刊物：尽管传教士开启了报刊传播西医之风，但戊戌维新之后，西方人所办的西医报刊就不再是一枝独秀了，中国医界亦出现了创办西医刊物的热潮。根据创办成员的不同可分为两类：一类是在中国本土接受西医教育的知识精英所创办的刊物，主要有1908年7月梁培基、陈垣等人创办的《医学卫生报》和1910年陈垣、叶蓄华等人创办的《光华医事卫生杂志》。另一类是清末留日本的医学生所创办的报刊，占了近代西医刊物的绝大部分。其中，1907 年由中华民国药学会创办的机构刊物《医药学报》，是第一份由中国人在国外编辑出版的西医刊物。同年，金泽医专的留学生成立"中国国民卫生会"，出版通俗性杂志《卫生世界》，是第一个"提倡卫生"的医学刊物。1910 年丁福保创办的《中西医学报》，持续 20 年的时间，行销海内外，是最有影响力的西医刊物之一。据不完全统计，1912～1937 年出版的西医药刊物全国有 130 种之多。

西医团体：1915 年中华医学会成立，这是我国西医学生自己独立创办的学术组织，1915 年底，中华医学会会员就达 232 人，同年开始出版《中华医学杂志》。中华医学会与此前成立的博医会（1886 年）同为我国最主要的医学学术团体，1932 年两会合并。这期间成立的学术团体还有中国生理学会、中国解剖学会、中国微生物学会、中国药学会、中华护理学会、中华德医会、中华民国医药学会、东方药物研究社、神州医药总会、上海市医师工会等。这些学术团体在开展西医学研究、出版西医学书籍、推广西医学教育方面做了许多工作。

三、医学改良思潮

清末民初这 30 年间，从清政府施行"新政"到辛亥革命，从民国建元到军阀混战，"改良""改革""革新"这类的口号从未间断，新文化运动更是高举"科学"与"民主"的旗号令国人重新审视、质疑传统文化。社会上盛行的"改革""改良"思潮在医学界产生了强烈的反响，"医学改良论"逐渐成为这一时期的主流医学思潮，当时许多学会组织和报刊均以此为创办宗旨。

尽管"医学改良论"是大多数医学人士均认可的观念，但实际上，具体到如何改良却分化为截然不同的多种倾向，如彻底西化、中体西用、中西折中、保存国粹等，大体上可分为西化派和国粹派两大派别。西化派虽肯定方剂和中药的疗效，却否定中医的基本理论，讥讽阴阳、五行、六气等学说荒诞不羁，主张中医西医化。国粹派提倡改良是针对中医的"腐败"而言，主张取西医之长来补充中医，改良中医是为了抵制西医以保存自身。

由于观念不同，改良主张各异，西化派和国粹派各执一词，展开了激烈的争论，主要争论焦点如下。

（1）中西医之争：西化派中的极端激进者主张"中医应完全西化"，实际上等同于废弃中医。1916 年，余云岫著《灵素商兑》，对阴阳、五行、藏象、经络等基础理论肢解攻击，认为中医理论全无根据，率先向中医发难。余氏此论，体现了当时社会上的"西化"之风，亦暗合了许多知名人士如严复、鲁迅、胡适之、梁启超等对中医的批判之意，将中医推向了存废的风口浪尖。1922 年，恽铁樵著《群经见智录》予以迎击。书中以"四时"立论，阐明中医理论的科学性，简明清晰。此后，1924 年陆锦燧在《国医杂志》上发表《校中西医论》，1928 年陆渊雷在《医界春秋》上发表《西医界之奴隶派》，均将矛头对准西医，攻击西医之谬。这场由余氏挑起的中西医论争日益激烈，至 20 世纪 30 年代又先后有陆士谔、吴汉仙、杨泽民等参加论战，维护中医。

（2）阴阳五行运气的存废之争：戊戌而后，否定阴阳五行就已经是社会上的时髦之论，启蒙思想家严复和改良派思想家梁启超均有否定五行之言辞。中医界首先提出废五行的是神州医药总会的评议员袁桂生，1915 年，《神州医药学报》刊载了他废五行说的一项提议。袁桂生认为："《伤寒论》《金匮要略》全书皆言病理、症状、诊断、治法、方药及救误之法，与五行生克无丝毫关系。"朱阜山赞同此说，随后发表《废止五行生克之平议》，指出："五行生克之说与儒学之八股之害人深且大同一份量。八股兴，而中国无真实文学之人；五行生克之说甚，而中国无真实医学之人。"到 1926 年，章太炎在《医界春秋》上发表《论五脏附五行无定说》，指出"《素问》《八十一难》等以五脏附五行，其始盖以物类譬况，久之遂若果见其然者。然五行之说……本非诊治的术，故随其类似皆可比附。就在二家（指今、古文《尚书》）之外，别为配拟，亦未必不能通也，今人拘滞一义，辗转演于藏象、病候，皆若言之成理，实则了无所当"，再次掀起讨论五行存废的高潮，先后有瞍叟、陆士谔、蔡陆仙等撰文驳斥。此后陈无咎、陆渊雷、叶谷红、时逸人等人继续质疑阴阳、五行、运气之说，而吴汉仙、曾觉叟等人则坚决捍卫，使得这场争论在 30 年代更加针锋相对。

四、对医易学派的影响

这一时期，西医之学在教会积极传播和国内积极引进的双重优势下，势力骤增，中西医学的关系已经从最初的碰撞变革成对峙的局面。作为以阴阳五行为核心理论的医易学派遭受了前所未有的挑战，西化派以改良的名义率先向阴阳五行理论开战，清朝末年，周雪樵即在《医学报》上发表《论中国医学急宜改良》，提出"欲求医学之改良，必拔其本塞其源"（指《内经》《难经》），1916 年余云岫出版《灵素商兑》，认为阴阳五行之说荒唐怪诞，断言中医非科学，主张全盘西化的医学革命，1923 年，梁启超在《东方杂志》上发表"阴阳五行说之来历"，提出阴阳五行学说为迷信的观点，1926年，章太炎在《医届春秋》发表"论五脏付五行无定说"，主张废弃五行说。

面对责难，医易会通医家奋起反驳，捍卫传统中医理论。恽铁樵于 1922年著《群经见智录》，提出《易经》与《内经》有着共同的哲学基础，二者都是在阐发一年四时的运动变化，通过剖析《内经》的理论实质，对阴阳五行六气等理论做出了比较圆满的解释，如认为《内经》之五行为四时五季的代名词等，明白畅晓地揭示了中医理论体系的精神实质，捍卫了中医理论体系的完整性，有力地回击了种种攻击中医理论的谬误。四川医家何仲皋曾于锦江之滨举办国医学院，以《西江月》的调写成《脏腑通》一书，作为学生背诵的课本。《脏腑通》结合易理阐明中医经典的精髓，是一本易学易记的医易学教材。出生云南的白族医家彭子益，先后于重庆巴县、山西太原、四川成都等中医学校任教，期间编著《唯物论的系统医学》（后改名《圆运动的古中医学》），该书以八卦图、河图为立论依据，构建人身气化模型，自"民国"十年起充任教材，前后二十余年，惠及数千人。

医易学派的医家在"改良""改革"的主流思潮中逆风前行，继续传承和发展医易会通的学说。他们从《易经》《黄帝内经》等经典中探寻中医理论存在和发展的依据，以此为武器，成为捍卫中医体系独立完整的重要力量。

第三节　近代晚期（1929～1949年）

一、社会文化运动及思潮

20世纪20年代末30年代初，科技界的一些著名学者，认为社会贫陋、人民愚拙的原因在于"科学知识未社会化"，因而发起了"中国科学化"运动，把传播科学知识视为解决国内外问题的关键。1932年11月4口，中国科学化运动协会在南京成立，随后在京、宁、沪、汉、津等地成立了一批分会，并创办《科学的中国》作为会刊。中国科学化运动可看作是新文化运动的延续，但克服了新文化运动对待传统文化的偏激态度，以"研究及介绍世界科学之应用，并根据科学原理，阐扬中国固有文化"为宗旨，通过创办刊物、广播演讲、编辑科学丛书等方式进行科学普及，对社会各阶层产生了广泛的影响。历时10年的中国科学化运动，将新文化运动中推崇的"科学"推入新的高峰，进一步促使"科学"在国内地位的攀升，"科学"已然成为真理的代言和评定优劣的标尺。

二、医学界的变革

1928 年，新成立的南京国民政府于行政院内设卫生部，作为医疗卫生事业建设的最高行政组织。1930 年，卫生部改为卫生署，隶属于内政部。卫生署内设总务、医政、保健三科。地方上的医疗卫生行政机构有卫生处、卫生局、卫生科、县卫生院、区卫生所等。医学教育方面，内政部与教育部合设医学教育委员会，作为医学教育的行政指导机构，负责医学教育的具体事务。教育部还单独设有卫生教育设计委员会，规划和改进医事教育及卫生教育事项。卫生决策机关均由西医人士或倾向西化的人士掌握，在新的医疗卫生体制下，中医事业与西医事业进入了截然不同的境地。

1. 废止中医案与中医自救

1929 年 1 月，与社会上已经兴起的"医学科学化"的口号相呼应，废除中医派创办《医药评论》，以"医学科学化"为办报方针之一，批判中医不合科学，进而掀起了"中医存废"之争的序幕。2 月，国民政府召开第一届中央卫生委员会议，通过了废除中医派代表人物余云岫提出的"废止旧医（中医）以扫除医药卫生之障碍案"。

消息一出，全国震动，3 月 17 日，各地中医药团体齐聚上海，成立"全国医药总会"，将当日定为"国医节"，组成请愿团赴南京请愿，社会各界对中医药界的抗争活动予以热烈支持，迫于强大的舆论压力，南京政府暂缓议定废止中医案，但仍变相严重打压中医。医药总会与废除中医的势力进行了一年多的激烈交锋，终于使政府在 1931 年成立"中央国医馆"，以半官半民的形式管理中医药事务，委任焦易堂为馆长，施今墨为副馆长，陆渊

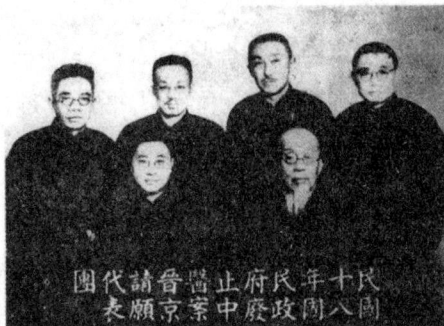

雷、谢观等为理事。

1929 年以后，"被废除"的危机感如影随形，为了保存自身，使中医在政府和民间有立足之地，中医界一方面顺应趋势，将中医科学化以图存，另一方面继续积极创办中医学校及附属医院、成立社团、出版报刊，壮大实力以自救。

30 年代，是中医办学的高潮时期，随着教材编写、学科建设的逐步深入，中医院校有了较为迅速的发展，据不完全统计，全国各地兴办的中医院校、讲习所或学社共计有 80 多所，其中著名的有：1929 年由陆渊雷等人创办的上海国医学院、1936 年朱南山创办的上海新中国医学院、1935 年承淡安在无锡建立的中国针灸学讲习所（中国针灸医学专门学校）以及 1930 年肖龙友、孔伯华、施今墨等共同兴办的北平医药学校（北平国医学院）、1932 年施今墨创办的华北国医学院等。

南京政府时期是近代中医药社团最多的时期，除了 1929 年抗争请愿时期在上海成立的全国医药总会，还有 1931 年承淡安在江苏望亭成立的中国针灸学研究社、1935 年丁福保等人在上海成立的中西医药研究社、1936 年徐恺、谢利恒等在上海发起的中医科学研究社等。

截止 1937 年，中医药期刊的出版延续了 20 年代时的热度，仍处于最活跃的时期。这些期刊不仅是中医药界探索生存发展道路、交流学术信息的主要媒介，也是进行抗争的重要舆论工具。据统计，此期出版的中医药期刊有 250 余种，仅上海一地，就多达 90 余种。其中，《杏林医学月报》（1929 年）、《中医世界》（1929 年）、《医林一谔》（1931 年）、《国医正言》（1934 年）、《国医砥柱》（1937 年）等都是当时的著名杂志。

2. 西医的发展占据绝对优势

1929 年，在中医被列入废止名单的同时，西医却得到政府的大力支持，俨然一副正统医学的派头，与在夹缝中求生存的中医形成鲜明的对比。

南京国民政府期间，西医的势力不断发展，已经成为医学的主流，主要来自两股势力：①教会医院、医学院的本土化：30 年代，一方面，教会自身不断推进本土化进程，其医院、医学院中中国职员的数量及地位逐渐占据优势。另一方面，中国政府的政策使得教会医院、医学院先后在中国注册，并积极参与政府指导下的医疗卫生建设。②国民政府大力发展西医事业：医院方面，凭借国家的大力支持，全国各省市医院纷纷建立。至 1937 年，浙江、陕西、河南、江苏、江西等省共有县立医院 240 余处；教育方面，在基本确立了现代化的医学教育体制的前提下，我国西医教育的规模得到进一步的发展。据 1937 年教育部的资料，当时全国有公私立大学医学院、独立医学校及医药、牙科专业学校总计 31 所，其中国立医校 9 所，省立医校 8 所，私立 14 所。此外，内政部卫生署还对医师、护士、助产士及公共卫生人员分别进行专门培训，作为医学院校教育的有益补充。

三、中医科学化思潮及其对医易学派的影响

1928 年，医学界已经出现了"医学科学化"的口号，1929 年，中医险些被排斥于医学之外，此后，"中医科学化"一度成为中医界救亡图存的唯一出路，1931 年，该口号已遍布全国，成为中医界普遍认可的价值取向。半官半民性质的国医馆以"采用科学方式整理中医中药，改善疗病及制药方法"为宗旨，积极推行"中医科学化"主张，正是这一思潮的体现。此外，历时 10 年的中国科学化运动不仅让中医科学化这一观念深入人心，更促使其成为 20 年代末至新中国成立初期中医界最具影响力的思潮。

总体上看，这一阶段的中医科学化思潮是中医改良思潮的延续，或者是改良思潮的途径之一，即用科学方法对中医加以改造，使之成为一种科学。这样，就出现了一个有意思的局面，表面上看持中医科学化论者是中医的拥护者，与废除中医派势不两立，而实质上，前者否定中医理论的真理性和科学性，主张用科学的西医理论加以改造甚至代替，与后者有很大的一致性。不仅如此，以

中医科学化的名义行西化之风，不易遭到中医界的强烈反对，也就更可能彻底摧毁中医理论体系。因此，对于传统中医理论来说，这一次将遭受更大的创伤。值得欣慰的是，一部分中医人士清楚地认识到这一点，他们不仅力抵废除中医论，也力抵科学化下的西化之风，坚决维护中医理论体系的独立完整。

持中医科学化论的中医界人士主要有施今墨、陆渊雷、陈无咎、张赞臣等。施今墨认为中医科学化当从中医标准化、规范化入手，提倡统一中医病名。陆渊雷主张摒弃阴阳、五行、六气经脉等学说，以近代科学和医学知识充实中医学。陈无咎曲解阴阳五行的概念、并认为六气学说为妄言妄见，主张放弃。坚决捍卫中医理论独立性的医家主要有夏应堂、秦伯未、恽铁樵、吴汉仙、陈泽东等。双方针对中医理论体系的优劣等问题曾一度激烈交锋，这期间，尽管杨则民的《内经之哲学的探讨》以哲学的角度诠释《内经》，名噪一时，然而时势所致，中医基础理论仍饱受非议，科学化论终占上风。

这一阶段，伴随着中医存废的斗争和中医科学化思潮的盛行，有识之士清醒地认识到保存中医理论体系独立完整的必要性。面对最初以科学化图存的中医即将在科学的改造下名存实亡，他们奋起抵制，但语言上的论争毕竟单薄，没有政治上的支持和社会民众的认可，真正有力的维护是难以实施的。在这样的形势中，信守中医传统理论的医易会通学派逐渐淡出历史舞台。目前，这一阶段可知的医易医家不过一二。邹趾痕深悟岐黄之学，曾著《素问上古天真论详解》《素问微言详解》《灵枢微言详解》《伤寒论详解》《金匮要略详解》等著作，现均难觅其貌。刘有余的《天人转度》虽仅见任应秋手抄本，尚有迹可循。《天人转度》以易学为参，阐发"天人理体合一"之论，书中认为人未生之前，属先天用事，五脏六腑、五官百骸的形成符合河图、洛书、无极、太极、两仪、四象、先天八卦的生成变化；出生以后，属后天用事，营卫气血、十二经络的运行符合后天八卦、乾坤消息、四时节气、天之六气的流行变化。

第三章 近代医易学派代表人物

第一节 郑钦安

一、生平简述

郑钦安，名寿全，清末名医。关于其生卒之年说法不一，仅四川的志书中就有（1824—1911 年）（1804—1901 年）两种记载，经马昆考证，认为其生于 1804 年，卒于 1901 年的说法较为可信，享年 97 岁。

郑钦安出生于四川邛崃县，祖籍安徽，祖父郑守重为乾隆时期的拔贡，任官四川，故迁居邛崃。父亲郑本智，以训蒙为业。郑钦安是独子，5 岁从父读书，对经史研读甚勤，16 岁随父迁居成都，学医于一代通儒刘止唐，受教《周易》《黄帝内经》《伤寒论》之旨，24 岁时在成都行医。郑钦安治病圆机活法，屡起沉疴，医名日噪，求教者甚多，中年以后，在临证之余开始授徒讲学，著书立说，自成一家，先后刊行了《医理真传》（1869 年）、《医法圆通》（1874 年）、《伤寒恒论》（1894 年），被后人追奉为火神派的开山之作。

郑钦安一生自奉节俭，济困扶厄，深受百姓爱戴，病殁于成都，由众门徒和感恩苍生者集资购一穴地，葬于成都南门外红牌楼钟家坎。一代名医，家无余财，唯留医术仁心，令后世敬仰。

二、学术传承

郑钦安16岁随父迁居成都，拜一代通儒刘止唐为师，蒙恩师传道授业，终成一代名医。

刘止唐（1767—1855年），名沅，号清阳居士，乾嘉名儒，著有《槐轩全书》，力倡圣人中正之理，以儒学为根，贯通释道，在成都讲学四十余年，时人尊称"川西夫子"，其门生遍布西南各省，世称"槐轩学派"（简称"刘门"）。

刘止唐出身书香门第，祖父刘汉鼎好读《易》，曾著《易蕴发明》一书，父亲刘汝钦亦精于易学，有著作《笔记》传世，刘止唐自幼仰承庭训，聪慧过人，20多岁即中举人，但此后坦途中断，3次会试落地，返蜀后又连遭厄运，一连串的打击使得体质素弱的刘止唐身心俱疲，一度卧病在床，也正是在这段命运转折的时期，影响刘止唐学术思想的两位老师先后走进他的人生。第一个是静一道人，偶遇于湖北紫柏山，时逢刘止唐会试落地，无意仕途，静一道人向他讲解养身之道和对儒学的见解，并赠以《吕注道德经》，刘止唐颇受震动，这一次奇遇为刘止唐一生的学术思想奠定了贯通儒道的重要基调。第二位是野云道人，在刘止唐病体怏怏，自觉命不久长之时，得遇野云道人并拜其为师，不仅获得治病良方，还学以存心养性之功，刘止唐受野云道人的悉心教导近八年，深明儒家修身之学与道家内丹之术的精髓。

得益于深厚的家学渊源和独特的人生经历，在清代乾嘉考据之学大兴之际，刘止唐独树一帜，回归儒家元典经义并融会贯通儒道佛三家要旨，认为"天无二日，圣人无二心"，孔子、老子、释迦牟尼的思想都是相通的，要求学子以"为学、学人、学道、事天、学圣人"为宗旨，身体力行"至善""纯一""天人合一"的圣人之学。

郑钦安16岁入"刘门"，受恩师教诲数十载，安贫乐道、行善济世，并秉承刘止唐的治学精神，将医学发扬光大。除医学理论外，刘止唐对郑钦安医学思想的影响主要有三个方面：一是易学，二是道家性命之学，三是融通。郑钦安借用先后天易学的概念体系阐述人体的阴阳盛衰之理，认为人身万象不过一元真气的盈缩变化，天地万物同此一理，充分体现了这三方面学理的奠基意义。

三、学术思想与火神尊称

郑钦安因临证善用姜、附等辛热之品，被誉为"郑火神"，但就学术思想而言，郑钦安并非徒重阳气，而是强调阴阳合一，可以说，其整个学术体系都是在阐述人体的阴阳合一之道。

为了更清晰、更深刻地表达其学术观点，郑钦安借用了先天易学、后天易学的逻辑关系和描述语言，将源于父精母血的立命之本称作先天阴阳（即元阴元阳），以乾坤指代，将人体的脏腑经络气血归为后天阴阳，以八卦指代，于是有了如下观点：①乾坤生六子（坎、离、震、巽、艮、兑），六子是乾坤交泰的不同状态，故先天阴阳化生后天阴阳，后天阴阳是先天阴阳运行的不同状态。基于此认识，后天脏腑经络气血的所有问题都可以看作是先天元阴元阳的问题，故所有的疾病都可以归纳为阴虚和阳虚两种类别，这里的阴阳指的是元阴元阳。②乾坤合一即是乾元（太极），故元阴元阳合一即是一元真气。由此，所有元阴元阳的问题都可以看作是一元真气的问题，故所有的疾病也都可以归为一元真气的盈缩异常。

由前述可知，郑钦安所强调的真气是元阴元阳合一之气，并非纯阳无阴。在他的著作中，虽然一再出现真龙、坎阳、火种、乾元等称谓，不过是用来体现真气的变化无形、运行不息、温煦蒸腾等特性，不能以此认为真气是纯阳之气。因此，若仅从字面理解，认为郑钦安的学说重阳抑阴，则有失偏颇。

客观地说，尽管郑钦安对阳虚证有详尽而深刻的论述，提出了不少治疗阳虚的名方，善用干姜、附子，有火神之誉，但他的学说并非着重强调阳气的重要性，后世火神派的扶阳理论应看作是对郑钦安学术思想的进一步发挥。

四、学术传人及影响

关于郑钦安的后人正史无载，据说郑钦安只有二女，另有一义子郑仲宾，是其好友兼同宗兄弟之子，13 岁曾跟随学习中医基础，3 年后赴京师大学堂学习西学，尽管郑仲宾及其二子郑惠伯、郑敏侯，嫡孙郑邦本均有医名，但并非郑钦安火神派的学术传承人。

郑钦安中年始设帐授徒，弟子众多，真正继承火神衣钵的是其晚年所收的入室弟子卢铸之（1876—1963 年）。卢铸之受教 11 年直至恩师去世，尽得其传，在继承郑钦安学术思想的基础上进一步发挥了扶阳理论，其子卢永定、嫡孙卢崇汉次第传承，一门三代，善用大剂姜桂附等品，屡起沉疴痼疾，民间均尊称"卢火神"。

郑钦安在同治、光绪年间先后出版《医理真传》《医法圆通》《伤寒恒论》，倍受医者青睐，曾多次刊刻，据统计，1869 ~ 1940 年间共有 30 种版本流传于世。1911 年，卢铸之于成都开设"扶阳医坛"，主讲郑钦安的三部著作及《周易》《内经》《伤寒论》等中医经典，每周讲课两到三次，每次一到两三个小时，免费对外开放。此坛一设，远近闻风，所化者众，当时云南的吴佩衡、上海的祝味菊，以及成都的范仲林、田八味等均前往听课。卢铸之去世后，其子卢永定（1901—1986 年）继续开办这个讲坛直至 80 年代初期，聆听者众多，成都的唐步祺即是其中一员。2007 年，由卢崇汉担任论坛主席的首届扶阳论坛在广西举行，李可等多位名老中医参加，吸引了众多目光，至此，以郑钦安为鼻祖的火神派又进入了一个新的阶段。

第二节　唐容川

一、生平简介

唐宗海，字容川，四川彭县三邑人，晚清著名医家。对于其生卒之年的确定目前尚未统一，多数学者倾向于陈先赋的考订，即 1846—1897 年，唐宗海学术研究会整理的《六经方证中西通解》、王咪咪与李林整理的《唐容川医学全书》、严世芸主编的《中医医家学说及学术思想史》均以此为凭，而吕文智与皮国立根据《清代朱卷集成》和《清代官员履历档案全编》推定其生卒年为1851—1897年，也有较强的信服力。

唐容川幼时家道清贫，母亲以刺绣为业供其读书，先师从李本生习文，后又随素有名望的王利堂学习理学，学业日进，渐有声望。因父亲身体多病，唐容川在习举子业的同时即自学医书为父调治，1873年，其父突然吐血，随后又转为下血，经各方诊治罔效，迁延六年而卒。丧父之痛促使唐容川遍阅方书，专攻血证，曾闻同乡杨西山著《失血大法》，费心购得后却颇为失望，从此潜心研读《内经》、仲景之书，触类旁通，终有所得。1879年，妻子冯氏亦患血疾，唐容川亲制方剂，应手而愈。此后，乡邻延诊者不绝，十愈七八。1884年，唐容川将其悟出的血证精义——道明，著成《血证论》一书，至1885年考中举人时已经名震三蜀，门下弟子数十人。

1888年，唐容川游学至上海，遇到老朋友邓云笠业医的弟弟邓云航，论及医学难题，唐容川均能破疑解惑，沉疴痼疾，亦能经手而愈，一时间医名享誉沪上。当时，唐容川已经写成《中西汇通医经精义》，邓云航受读之后爱如珍宝，遂石印行世。在邓云航的敦请之下，唐氏又开始对陈修园的《伤寒论浅注》《金匮要略浅注》两书进行补正，两年后成书，即《伤寒论浅注补正》《金匮要略浅注补正》。

1889年，唐容川中进士，授予礼部主事的官职，1990年奉母赴京，由于《血证论》的再版，名噪京师。值得一提的是，同年春，唐容川曾拜访同县名儒吕调阳，吕调阳博学多闻，凡天地阴阳人物气化之理，钟鼎秦汉文字词义之奥，均究本溯源，见解精深，唐容川后来撰写《医易通说》（1892年）多得益于此。

1892年，唐容川至广东，与名士张伯龙相谈甚欢，赞其"天资英敏，文史淹通"，张伯龙悉心求教本草之理，故与之问答而成《本草问答》一书。同年，上海千顷堂书局将此书与《血证论》《中西汇通医经精义》《伤寒论浅注补正》《金匮要略浅注补正》石印发行，合名《中西汇通医书五种》。

1896 年，唐容川授职广西来宾知县，奉母上任，行至武汉时母疾骤作，不久命终。次年，唐容川扶母枢还蜀，途经梁山、大竹，值疫病流行，不幸染疾，仍力主扶枢归乡，抵家已不能言，数日而卒，葬双流袁家坝。

二、学术特点

唐容川生活在西方文化刚刚于中国兴起的年代，他毕生深研经典，又积极涉猎西方科技文明，著作等身。最能体现其学术思想的主要有六部，即《血证论》《中西汇通医经精义》《伤寒论浅注补正》《金匮要略浅注补正》《本草问答》《医易通说》，因大受欢迎，多次再版，除单行本外，合编丛书本亦流传甚广，合编前五部名《中西汇通医书五种》，合编全六部名《中西六种》。

纵观唐容川的著作，"尊古"和"汇通"是其最鲜明的学术特点。如果将他的学术成果看成是一曲优美的旋律，那么"尊古"就是乐曲的基调，而"汇通"则是其谱写乐曲的心法。

唐容川自幼习儒，功名在身，深受儒家文化的洗礼，故尊古奉经，对先圣与经典极为尊崇，这一点无论是在纯讲中医理论的《医易通说》中，还是在兼述西学的《中西汇通医经精义》等书中，都体现得相当明显。唐容川多次指出"《内》《难》之说极为精确"，认为中医学已经超越了实体解剖阶段而进入了更高级的"气化"阶段，"西人虽详于形迹而犹未及《内经》之精"，他引述西医的解剖、生理主要是为了印证中医的理论，以此说明中医理论并非不科学。

唐容川的"尊古"是一种精神层面的格调，并不等同于具体操作上的泥古不化，相反，他积极接触西方文明，悉心学习西医理论，并率先提出了"中西医汇通"的主张。唐容川以汇通为手段，汲取西学营养，通过比较中西医的差异，取长补短发展中医理论，是一位目光长远、与时俱进的医家。他的汇通手段不仅应用于中西医学上，还应用于医易学说上，他在《医易通说》中以易学阐发医学，甚至深入到天文背景的层面去探究中医的核心问题，发前人所未发，甚为可贵。在西方文化逐渐蔓延的时代，唐容川抱着对中医的崇高信念，或面向未来汇通新学，或溯本究源汇通易学，在发展中医的道路上一路披荆斩棘，令人崇敬。

三、后人及学术影响

唐容川并非世医，也未曾追随名师，丧亲之痛使他发奋学医，凭借深厚的文化功底和精勤不倦的努力，终成一代大家。他生前交友广泛，弟子众多，身后遗一子二孙，其子字镜民，名祖鉴，又名守潜，医文兼通，曾校勘《医易通说》，又著有《庄子发微》。长孙重鼎少时受其父熏陶，晚年亦以医为业。

尽管没有明确的门人传承谱系，唐容川学术思想的影响却极为深远。大致可分为三个方面：①中西医汇通：唐容川著《中西汇通医书五种》，率先提出汇通中西医的主张，并以西理印证中医，示人中西医原理的一致性，充分启迪后学，是中西医汇通派开创性人物之一，其后陆续出现了张锡纯、恽铁樵等一批汇通中西的医家。张锡纯深受唐容川的影响，曾言："忽见唐容川先生之《中西汇通五种》，细阅一过不觉欣喜欲狂……自见此书后，觉灵明顿开，遂撰《医学衷中参西录》，自一期续至七期，莫不本斯书以推衍之。"②医易汇通：唐容川著《医易通说》，以易学的角度全面解读中医理论，其广度与深度难以企及，是当之无愧的医易会通大家，与其身后的邵同珍、恽铁樵、彭子益等人共同组成了近代医易学派。③中医学说：唐容川立足中医经典，发皇古义，在血证研究、气化学说、脾阴学说等方面均有突出的贡献。唐容川的《血证论》在中医血证的研究领域功高至伟，该书对血证的病因病机、辨证治疗都有精辟的论述，建立了一套完整的血证治疗体系。他提出治疗血证的基本原则和止血、消瘀、宁血、补虚的基本步骤成为后世治疗血证的重要依据。关于气化，唐容川认为它是中医理论的精髓，决定了中医理论的根本特点，但自唐以后，传承严重不足，故特地将其详细阐述。唐容川以水火互交言气血生化，又秉承张志聪、陈修园等前贤对伤寒六经气化学说的思想进行发挥和补充，成为伤寒气化学派的中坚人物，据称他曾著《六经方证中西通解》，将所有方剂统在六经或十二经以下，惜此书发行量较小，难见其貌。此外，在脾阴论方面，唐容川提出脾阴不足水谷不化的观点，并以石膏、知母、人参、花粉为滋养脾阴的要药，丰富了自明代以来逐渐发展的脾阴理论，也为后世治疗脾胃病提供了宝贵的临床思路与经验。

第三节　恽铁樵

一、生平简介

恽铁樵（1878—1935 年），名树珏，别号黄山、冷风、血涵、药盒等，江苏武进人，早年因翻译西洋小说而著称文坛，中年弃文从医，享誉医界，并积极投身医学教育事业，是中国近代史上一位文医俱佳、中西兼备的医学领军人才。

恽铁樵出生于父亲恽磨照的任地福建台州，5 岁丧父，11 岁丧母，由族人带回祖籍江苏武进抚养长大。恽铁樵聪明颖悟，13 岁入私塾，16 岁中秀才，20 岁已精熟儒家经典。武进孟河，自清代起名医辈出，世称孟河医派，当地风尚，凡子弟读毕四书五经，辄令诵读医学经典。恽铁樵家世知医，五世祖南楼为清代名医，伯父西农、堂兄仲乔均有医名，受乡风和家族的熏陶，他于习儒的同时亦研习《素问》《温病条辨》等中医著作，为日后业医打下了良好的功底。

1903 年，25 岁的恽铁樵考入上海南洋公学，攻读外语和文学，系统地接受了新学教育，3 年后顺利毕业。1911 年，因译《豆蔻葩》《黑衣娘》等外文小说而知名的恽铁樵受聘商务印书馆编译，次年，主编《小说月报》，风靡一时，还慧眼赏识了鲁迅、叶圣陶、张恨水等一批文豪，如果不是中年丧子的打击，恽铁樵很可能继续叱咤文坛。命运的转折出现于 1916、1917 这两年，三个儿子在两年内相继患伤寒而夭折，年近 40 的恽铁樵憾于救子无方，开始锐志精研中医，并多次问业于名医王莲石，终有所得。一年后，成功救治了得伤寒重病的第四子。1920 年，恽铁樵正式行医沪上，尤擅儿科，声名大振。时逢余云岫《灵素商兑》盛行于世，数年间竟无人应对，恽铁樵于 1922 年著《群经见智录》，次年著《伤寒论研究》，反响强烈，率先迎击了责难中医的挑战，为中医正本清源迈出了扎实的第一步。

1925 年，有感于政府对中医的冷落和民间对中医的需求，恽铁樵认为培养一批基层中医人才极为重要，尤其对缺医少药的农村而言，于是效仿西方的函授形式，与章太炎、张破浪等在上海共同创办"中国通函教授学社"，即"铁樵函授中医学校"，学校入学条件宽松，主要面向农村，20 余种讲义大多为恽铁樵自编，涵盖了《内经》、《伤寒论》、生理、病理等，是年即有 400 余人获益。1928 年，该校迫于压力停办。1933 年复办，定名为"铁樵函授医学事务所"，一直持续至 1936 年。该校先后授学千余人，培养了大批优秀的中医人才。

1932 年，工作繁忙的恽铁樵渐感身体不支。应章太炎邀请，曾赴苏州休养，好转后旋即返回上海继续工作。1934 年，积劳成疾的恽铁樵瘫痪在床，但仍然坚持口授著书，1935 年，一代名医辞世于上海，享年 57 岁。

二、学术特点

恽铁樵业医十余年，笔耕不辍，著述 20 余部，包括《群经见智录》《伤寒论研究》《温病明理》《保赤新书》《脉学发微》《论医集》《论药集》《生理新语》《药盦医案》等，合订为《药盦医学丛书》。恽铁樵自幼熟读经典，又较早接受西学教育，兼具中学思维和西学眼界，他以发皇古义、融汇新知为学术宗旨，著书立说、培育新人。

恽铁樵的"发皇古义"是以《内经》为切入点的。当时受余云岫《灵素商兑》的影响，《内经》的科学性备受质疑，五行六气、脏腑经络等理论被批驳殆尽。恽铁樵以《易经》为依据，明确提出《内经》的总纲，即《素问·玉版论要》中所言"揆度奇恒，道在于一，神转不回，回则不转"，此处的"一"即是"天"。《内经》通篇都是在讲人身正常和异常的情况，所依据的就是天地四时的变化，人的生长壮老已即是天地的生长化收藏。因此，恽铁樵进一步指出《内经》的主干即四时，"五行为四时之代名词""《内经》之五脏，非血肉的五脏，乃四时的五脏"，从天地四时的角度重新阐发了脏腑五行的实质。

恽铁樵从《易经》中悟出医易同源，其源在天，《内经》的实质是"气化"。他重申了《内经》"四时五脏"的人体气化模型，一语道破中西医理论实质的基础差异，有力地回击了对中医的各种诋毁。

除了以医易思维阐发中医经典外，恽铁樵学术思想的另一特点就是融汇西学。对于系统接受过新学教育又以翻译家著称的恽铁樵而言，在接触和理解西医理论方面有着明显的优势，血液循环、激素、免疫等理论在他的著作中比比皆是。

作为中西医汇通派的代表人物，恽铁樵明确表示："我之采列西说，欲借此以证中国旧说也，欲中医知西医学说以纠正自来我国相传之谬说，更欲吾中医以古代学说与西国学说交互映证，确实指出彼短我长、彼长我短之处，使何者当因，何者当革。"可见，恽铁樵的汇通思想是：在明确"中西医理论基础和分析方法根本不同"的前提下，找出二者的优势和劣势，以西医之长补中医之短。在中西矛盾日益激烈的年代，恽铁樵的认识可谓中肯，他一再强调不能使中医同化于西医，也不能简单地将中西医漫然杂糅，大胆提出"盖凡百学问，由两个系统化合而成者，必发生新效力，医学自不能为例外"的命题，预言"吸收西医之长与之合化，以产生新中医"是未来的发展趋势。

三、学术传人及影响

在中医近代史上，恽铁樵是一位积极捍卫中医又努力融汇西医的大师级人物。他创办的铁樵函授中医学校，门槛低、收费少、收效快，开中医函授教育之先河，造就了一支基层中医队伍，改变了中国农村缺医少药的情况。作为近代最早的函授中医学校，其影响甚至超过了当时丁甘仁的上海中医专门学校，在中医教育史上，有着极为重要的意义。

铁樵函授中医学校先后培养了上千名优秀的中医人才，遍布全国，恽铁樵也被尊为医门宗师，其门人弟子中，陆渊雷、章巨膺、徐衡之、顾雨时、何公度、庄时俊等，均成为中医学界的骨干力量，恽氏学说蔚为一派，学者均以成为"恽氏遥从弟子"为荣。

一直冲在医学前线的恽铁樵始终致力于捍卫和发展中医，民国的中医危机不断，1914 年北洋政府教育总长汪大燮极力主张废弃中医药，1929 年南京政府通过余岩等"废止旧医以扫除医事之障碍案"，围绕中医的存废之争、阴阳五行运气的存废之争、中西医统一病名等论争轰动一时。恽铁樵、陆渊雷、施今墨、章太炎、袁桂生、叶古红、时逸人、陆士谔、曾觉叟、吴治仙、余云岫、汪企张等均参与其中。恽铁樵对中医的认识和发展趋势非常清醒：

一方面，中医学术自有根据，与西学不是一套思维体系，中医要发展，只能学习西医的长处，弥补自身的不足，决不能完全同化于西医；另一方面，中西医均以人体为研究对象，殊途同归，在对疾病病机充分把握的情况下，必有可沟通之处，两种医学的化合可产生新的医学，也即新中医。恽铁樵的远见卓识影响了大批的中医和学者，时至今日，他对中医实质的理解和提倡中西汇通、化合的真知灼见仍熠熠生辉。

第四节　彭子益

一、生平简介

彭子益（1871—1949 年），名承祖，云南大理鹤庆人，近代著名白族医学家。彭子益生于官宦人家，幼受庭训，年长则结交当地的名士为友，博学多闻，尤善医术。成年后的彭子益游学京师，入职太医院，乘机阅读了许多秘藏的珍贵中医典籍，医学造诣更上一层，颇有医名。

辛亥革命后，太医院亦不存，山西督军阎锡山久仰彭子益的医名，聘他到太原中医学校讲学。彭子益在山西讲授中医 20 余年，不仅培养了大批中医人才，还一度救治了大量染受瘟疫的百姓，受惠者数以万计。

抗战期间，硝烟四起，彭子益辗转南京，后回云南，在省民政厅长丁又秋的大力支持下，先后教育培养了 400 多名有志学医者。教学期间，彭子益向学生印发亲自编写的讲义，唯恐不当，反复斟酌修改，把自己一生的研究心得毫无保留传授于后学，为云南省医学事业的发展做出了不可磨灭的贡献。正因如此，当彭子益受四川同道邀请而赴川讲学时，云南医界颇为不舍。1942 年，云南政府敦促彭子益回省继任，因其婿抱病桂林，未能成行，后留桂平、博白、合浦等处讲学数载。1949 年，彭子益受海防市长聘往，不久病故，享年 78 岁。

彭子益一生奔波，行医讲学，数十年如一日，他将毕生心血编为讲义，反复修改数十次以求精当，若敌机来袭，身外物均不顾，独于讲稿珍若性命，所幸天随人愿，汇集其讲义精髓的著作《圆运动的古中医学》得以流传于世。

二、学术思想

彭子益的学术思想充分体现了中国文化天人合一的基本观念和象数模型的思维方式。他在天人合一理念的指导下，以河图为参照原型，构建了人身气化的圆运动模型，以此来阐发人体生理病理的内在机制和调控法则。

河图可以看作是古圣先贤用以描述宇宙规律的天地气化模式图，来源于五行生成数图，即东汉郑玄在前人基础上完善而成的"天一生水于北，地二生火于南，天三生木于东，地四生金于西，天五生土于中"。实际上，河图体现的就是天地气化的五种状态，它们分属五个时空，以时空刻度为坐标进行标示。具体而言，水表示气的封藏状态，时空坐标为冬、北；火表示气的宣通状态，时空坐标为夏、南；木表示气的疏泄状态，时空坐标为春、东；金表示气的收敛状态，时空坐标为秋、西；土表示气的运化状态，时空坐标为四季、中。

在彭子益的学说中，这个运行于天地之间的气被称为"大气"，是太阳直射地面的光热，"大气"的运行状态就是一年四季这个光热在地上地下升降浮沉的圆运动。人与造化同构同态，人身之气的运行方式也是升降浮沉的圆运动，且与自然界的大气同步流转。

基于以上认识，彭子益建立了"中气如轴，四维如轮"的人体气化模型，其主体框架是：脾胃为中气，位中央，运筹帷幄，支撑和协调其他脏腑的气化功能；肝为木气，位东方，主疏泄，主升发；心为火气，位南方，主宣通，主上浮；肺为金气，位西方，主收敛，主肃降；肾为水气，位北方，主封藏，主下沉。如此，人身的生理即"轴运轮行，轮运轴灵"，人身的病理即"轴不旋转，轮不升降"，治病的医理则是"运轴而转轮"或"运轮而转轴"。

三、学术影响

彭子益生活在中医风雨飘摇的时代，《内经》之本，鲜有问津，阴阳、五行、六气亦被扣上玄学的帽子而被人诟病。深受汉地传统文化熏陶的彭子益洞彻中医的精髓，从《易经》的源头着手，依河图之理构建人体气化模型，可谓得医道之秘旨。值得一提的是，深得医道三昧的彭子益尽管通篇都在讲气化，却绝口不提元气、真气等语，而是以西方天文词汇"大气"言气，不讲元气周流，只言大气圆运动。彭子益此举不仅可以避开讽古之流的中伤，还迎合了大众的风尚，使得看似玄奥的中医之理通俗易懂，大大增加了传播的广度和速度。

彭子益行医讲学数十载，足迹遍及山西、江苏、四川、广西、云南等地，为中医正本清源呕心沥血，培养了大批优秀的中医人才。他的著作《圆运动的古中医学》以中国传统思维为内核，以西方科学的语言为外衣，将脏腑气化统括于大气圆运动的框架之下，不仅通俗地解释了天人合一，阴阳、五行、六气的内涵，更重要的是运用传统象数思维构建了一套完整的理论模型，立体地呈现了脏腑经络之气的运行规律，为后世提供了一个近乎完美的理论体系，使业医者在治病时心有所从，全局在握。正因如此，当代著名中医学家李可先生才将他尊为"彭子"，并盛赞其书为中医的"第五经典"，就其影响而言，如此赞誉并不为过。

第四章　近代医易学派代表著作

第一节　《医原》：以易理阐发"人法天地、燥湿为患"之道

一、内容概述

《医原》为清代名医石寿棠①所作，刊于 1861 年。全书共 3 卷，20 篇，内容可分为天人相应、四诊方法、病机病证 3 个部分。其中，天人相应为总论，主要阐发了"人身为一小天地""阴阳互根""五行生克"之理，并在此基础上论述了"百病提纲""阴阳治法大要"等内容；四诊方法和病机病证为具体的分论，主要涉及"内伤大要""湿气论""燥气论""女科""儿科"等内容。

二、医易思想

石寿棠以《易经》"立天之道，曰阴与阳；立地之道，曰柔与刚"为依据，指出刚柔之质即阴阳之气所凝结，认为人禀阴阳五行之气，以生于天地间，无处不与天地合。石寿棠的医易思想可从生理和病理两个角度加以体现，即生理上，人法天地而生，病理上，人法天地而病。

---

① 石寿棠：字芾南（约 1805—1869 年），江苏安东（今江苏涟水县）人，世医出身，承六世之家传，自幼朝习儒、夕习医，才识过人，医术精湛，为清末名医。

1. 人法天地而生

石寿棠在易理的指导下，构建人体的天地模型，用以阐发人身脏腑功能、气血运行之理。结构方面，他以天地区分脏腑经络四肢百骸，功能方面，他以天日运行类比气血经络的流转，以天地交泰类比肺胃肾之间的密切联系。

结构：石寿棠将人身比拟天地，有两种方式：其一，以膈膜上下分天地。即膈膜以上，肺与心与心包络，属气之轻清者，为天；膈膜以下，肝、胆、脾、胃、小肠、大肠、肾、三焦、膀胱，属气之重浊者，为地。其二，以形质分天地。即皮肤、肌肉、经络、筋骨、脏腑之有空窍以营运者，皆属阳，为天；皮肤、肌肉、经络、筋骨、脏腑之有形质而凝静者，皆属阴，为地。值得一提的是，石寿棠虽以上下高低分天地，他的天地模型实际上是"天包乎地，地居天中"，故一再强调虽天地各有所主，但统之以营运者，实皆天气，若天有一息之停，则地须陷下。

功能：日随天转，血随气运。石寿棠认为天有九重：最上一重为宗动天，为营运群星运动之宗，左旋；其内八重天为恒星天、土星天、木星天、火星天、太阳天、金星天、水星天、太阴天，右旋，同时又被宗动天裹之左旋。对人而言，脏腑经络及内外空窍之能通气者，皆为天，其中肺为华盖，居于至高，又质地轻虚，呼吸天气，朝百脉，贯通各脏腑经络空窍，使之随其营运，为宗动天。在天有日，日随天转，周天365度。在人则有心，心系于肺，人身肺之宗气，统心之营气，一日一夜，50度周于身，每日自寅始，至丑终，终而复始，七日行足，方与天合度。故《易》曰：七日来复，以见天心。石寿棠将经脉等同于血脉，他认为经脉主发血，络脉主回血。心主血脉，故周身经络皆根于心，皆随宗气以运行，经发血，为左旋，络回血，为右旋。往来营运，如环不绝。又经络贯通脏腑，通达内外，故周身脏腑官窍皆贯通宗气，随气运转。

天地交泰，比之肺胃肾：天气下降，地气上腾，天地气交，化生万物，石寿棠将此理比之人身，认为胃为地气，饮入于胃，游溢精气，上输于脾，脾气散精，上归于肺，是地气上腾。肺为天气，通调水道，下输膀胱，水精四布，五经并行，是天气下降。又天包于地，天气蕴蓄于地中。人身肺之真阴，下布于肾而为水，肺之真阳，下纳于肾而为火，两肾中间，名曰命门，为人身之根柢，肺一呼一吸，与腰间肾气息息相通，故肺犹天，肾犹蕴蓄于地中之天。胃为水谷之海，胃之发育，又藉肾之水火以滋养。可知，肺、胃、肾，为人身所最重者。

2. 人以燥湿为患

石寿棠用易理阐发"燥湿为人体病机之纲领"，提出乾坤以坎离为用，天地以水火为用，水火有太过不及之弊，故天地有旱涝之灾，人法天地，则有燥湿之患。具体而言，乾为天，按后天八卦之位（见图 4 - 1），乾之左为坎水，右为兑水，是水行天上之象，若阴升于天，而气化之不及，则天象变化，阴霾四起。坤为地，坤之左为离之正火、巽之风火、震之雷火，是火出地下之象，若阳降于地，而气运不周，则地象变化，赤卤不毛。应之于人，脾胃水谷精微，上升于肺，即水行天上之象。若非水气蒸腾，而是邪水上泛，则生肺胀、喘嗽诸证。肺之阳气下降于肾，如天之阳气潜藏于地，即火出地下之象。若非气水涵濡，而是燥火下降，则生劳咳、骨蒸诸证。故石寿棠总结到"五行生克不外水火，生克太过不及为病，亦不外水火。水流湿，火就燥。故水火二气，为五行之生成；燥湿二气，为百病之纲领"。由此可见，石寿棠将燥湿二气理解为水火的非正常状态，正常情况下的水火为真阴真阳交感而化，水为阴中含阳，火为阳中含阴，充分体现了阴阳合一的内涵，而太过不及状态下的水火则阴阳分离，水为有阴无阳的邪水，即为湿气，火为有阳无阴的邪火，即为燥气。

石寿棠认为外感百病，不外燥湿二气，内伤诸疾，推其缘由，亦只此燥湿两端，故人若能体察产生燥湿二气的寒热之因，以之为纲；再察其化热未化热之变，及燥郁不能行水而又夹湿，湿郁不能布精而又化燥之理，以之为目，则纲举目张，则疾病虽多，亦能权衡在握。

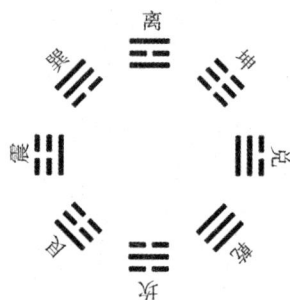

图 4-1　后天八卦之位

三、思想渊源

石寿棠的学术思想受新安名医余国佩①的影响颇大，《医原》中曾多次提到这位"春山先生"。石寿棠以燥湿为外感内伤之纲，论脉重刚柔、圆遏、神气，论药重燥润之质等诸多认识皆取法于余国佩的《医理》一书。《医理》以易理为依据，提出"燥湿为纲"的理论，充分体现了余国佩参悟《周易参同契》、注重道家性理之学的特点。石寿棠吸收了《医理》的理论精髓，传承了余国佩的医易思想，并在此基础上进一步扩充，构建了人体的气化模型，说明人法天地而生、病以燥湿为患的机理，其易学渊源主要体现在以下两个方面。

1. 太极两仪为万物本源

《周易·系辞》"太极生两仪，两仪生四象，四象生八卦，八卦相错，万物生焉"之语，历来被视作宇宙生成模式的阐述，道出了万物化生的本源与程序。石寿棠深谙易经此理，认为万物虽繁，根在阴阳，阴阳合一，不可分离。联系到人身，虽有五脏六腑、四肢百骸，终不过阴阳两仪所化，疾病虽杂，病机亦离不开阴阳变化，故以阴阳为基准建立人体气化模型，化繁为简。

---

① 余国佩：字振行，清代婺源县沱川人，中年弃儒习医，悟《周易参同契》而得医家三昧，名噪于时。著有《痘疹辨证》《燥湿论》《医案类编》《吴余合参》《金石医原》，1851 年著《医理》一卷，有抄本流传。

而阴阳之大，莫过天地，石寿棠将人体看作小天地，以天地气化之理阐发脏腑功能。

石寿棠将天地气化简述为阴升阳降，他认为夏至以后，酷暑炎蒸，与此同时，阴气上升，大雨时行，否则大地皆成灰烬；冬至以后，阴寒凝结，同时，阳气下降，潜藏地中，否则世人皆成僵冻。且阴气上升于天，必得阳气乃升。阳气下降，而非虚降，必含阴气以降。此亦阴阳互根，本是一气之义。应之于人，肾主阴，肾阳蒸运肾中真阴之气上升以养肝木，则木气敷荣，血充而气畅。肝得上升之阴气而养心火，则火气温润，血生而脉行。心得上升之阴气而养脾土，则土气健运，统血而散精。脾得上升之阴气而养肺金，则金有治节，调元而赞化。肺得上升之阴气，转降而入肾，则水精四布，五经并行。此地阴上升之象。肺主阳为天，肺气含肺阴肃降以柔肝木，木得下降之阳气所制，则温柔和缓。木来疏土，土得下降之阳气所制，则宣松运化。土来治水，水得下降之阳气所制，则知周输泄。水来济火，火得上升而复下降之阳气所制，则心肾相交。火来暖金，金得上升而复下降之阳气所制，则津液分布。此天阳下降之象。

如上所述，本着"太极两仪为万物本源"的思想，石寿棠将天地比附人身，以天地阴升阳降之理简单地阐明了复杂的脏腑五行生克之理，充分体现了易学简易的特点。

2. 乾坤为阴阳之体，坎离为阴阳之用

先后天八卦是易学中的重要概念，先天八卦以乾坤定上下之位，后天八卦则以坎离定上下之位。《易经·说卦》有乾坤生六子之说："乾，天也，故称乎父。坤，地也，故称乎母。震一索而得男，故谓之长男。巽一索而得女，故谓之长女。坎再索而得男，故谓之中男。离再索而得女，故谓之中女。艮三索而得男，故谓之少男。兑三索而得女，故谓之少女。"可知，后天坎离实为先天乾坤所化。乾坤为天地，坎离为水火，天地为阴阳之体，水火为阴阳之用。

石寿棠以此立论，认为五行生克不外水火，生克太过不及为病，亦不外水火。又《易经·文言》曰"水流湿，火就燥"，故水火二气，为五行之生成，燥湿二气，为百病之纲领。具体而言，乾金为天，天气主燥。坤土为地，地气主湿。乾得坤之阴爻成离，为火就燥。坤得乾之阳爻成坎，为水流湿。燥湿为先天之体，水火为后天之用，若水火生克太过不及，则失去本身阴阳相合之性，反现先天燥湿之体，为害生患。

石寿棠借助易学中"坎离水火为阴阳之用"的观点将纷繁复杂的疾病病机简述为燥湿两端，可谓深得易理精髓。

四、评述

石寿棠在易学理论的启发指导下，构建了以天地为模板的人体气化模型。将生理现象简述为天地交流、阴升阳降，病理现象简述为水火不调、燥湿为患。但应该指出的是，石寿棠构建的气化模型并不是一个完全固定的模型，他所谓的天、地以及天地的交流方式，在不同的场合有不同的指代：①天地：以部位论，则膈膜以上，肺、心、心包络，为天，膈膜以下，肝、胆、脾、胃、小肠、大肠、肾、三焦、膀胱，为地；以形质论，则皮肤、肌肉、经络、筋骨、脏腑之有空窍以营运者，为天，皮肤、肌肉、经络、筋骨、脏腑之有形质而凝静者，为地。②天地气交：以脏腑功能立论时，则充分体现了天包地的结构，即肺为天，胃为地，肾为地中之天。饮入于胃，脾气散精，上输于肺，是地气上腾。通调水道，下输膀胱，是天气下降。肺一呼一吸，与腰间肾气息息相通，是天气上下呼应，包地于中之象；以五行生克立论时，则以天阳地阴为基本结构，即肺阳为天，肾阴为地。肺之阳气按五行相克次序下降，肾中阴气按五行相生次序上升，则天地阴升阳降，交流互济。

第二节 《医理真传》《医法圆通》: 以易理言人身阴阳合一之道

一、内容概述

郑钦安的医易思想在《医理真传》（1869 年）和《医法圆通》（1874 年）中得到充分的体现。二书的主要内容均可大致分为核心理论（总纲）、诊断和治疗三个部分。核心理论方面，阐发了胎元、万病一气说、一气分为六气等理论，概述了人身气化的生理和病理；诊断方面，主要包括辨证、辨症、切脉、辨舌等内容；治疗用药方面，详细阐述了阳虚证和阴虚证的种种常见证候和相应的治疗方药，并特别论及用药的弊端、服药须知等内容，警示后人用药的注意事项。

二、医易思想

郑钦安以易学理论为依据，将人身阴阳分为先天、后天。先天阴阳为元阴元阳，是人体生命的原动力。后天阴阳为元阴元阳在人身五脏、六腑、经络等各个部位运行的不同状态，从不同的角度描述这些状态并将其重新命名，就有了五行、六经、三焦的概念，其实不过是元阴元阳作用于人体的具体表现。人身分而言之亿万阴阳，合而言之，不过一阴阳，阴阳互根，合为一气，运动不息，统称一元真气。

郑钦安以乾元比拟人身真气，以乾坤两卦比拟先天阴阳，以坎、离、艮、兑、震、巽六卦分配脏腑经络并配合五行学说、六经气化学说阐释后天阴阳，借易理阐述发明人身阴阳合一之道。现分述于下。

1. 真气——乾元

阴阳合一的"一"即是一元真气，又称元气，郑钦安用《周易》中的乾元来象征。因乾元以龙为象，故此真气又称为真龙，乾卦纯阳故又名火种，乾以象天，分一阳爻落坤宫成坎卦，天一生水，故又为立水之极、阴之根。用乾元比拟人身这一团真气，可将真气的形、质、运行规律贴切地呈现出来：①形：真气无形，如神龙变化莫测。②质：真气即元气，包含元阴元阳，二者密不可分，以元阳为主导，周流不息。乾元之龙，亦秉阴阳二性，虽外显阳性却处处与阴伴行。龙刚健不息，周流上下六位，阳也，然其在下则蛰伏水底，在上则云行雨施，终不离于阴。③运行规律：人身这一团真气从子时发动，自下而中而上，上极复返于下，由上而中而下，循环出入，这其中的元阴元阳始终合而不分，不过此重彼轻、此轻彼重。以乾卦之龙喻之，"天开于子，而龙降焉，至巳而龙体浑全，飞腾已极，极则生一阴，一阴始于午，至亥而龙体化为纯阴已极，极则生一阳，故曰复一"。

郑钦安强调阴阳合一，以一元旨归阐发医理。主要体现在以下几个方面：①以一元真气论人之生：郑钦安提出真气为人身立命之本，"夫人之所以奉生而不死者，唯赖此先天一点真气耳。真气在一日，人即活一日，真气立刻亡，人亦立刻亡"，人身诸部阴阳充斥上下四旁，合而观之，均是一团真气。"六经还是一经，人身之五气还是一气，三焦还是一焦""分而观之，上中下各有阴阳，十二经各有阴阳，合而观之，一阴一阳而已，更以阴阳凝聚而观之，一团元气而已"。②以一元真气论人之病：郑钦安强调"万病一阴阳耳"，认为"病有万端，发于一元，一元者，二气浑为一气，一气中含五气，五气发生万物，故曰一粒粟藏大千世界，即此之谓也"。③以一元真气论天地万物：郑钦安禀天人合一之理，将一元真气的范围扩大至天地万物，认为"天地即我身，我身即万物之身，万物、我身、天地，原本一气也"。基于此论，郑钦安提出对"疾病"的独到见解："邪气之来，无论内邪、外邪，皆是阻隔天地之真气，不与人身之真气相合，身即不安，故曰病"，可谓高屋建瓴。

2. 先天元阴元阳——乾坤

郑钦安用乾坤二卦配属先天阴阳，以便更贴切地阐明元阴元阳的内涵。先天八卦以乾坤立极，乾坤颠倒，天地交泰，化生六子，五气顺布，万物化成，故万物皆禀赋天地之气，先天乾坤之气运行于后天万物之中。对人而言，先天元阴元阳源于父精母血，为立命之本，二气交感，化生后天五脏六腑、四肢百骸，后天血肉之躯已成，脏腑定位，上下剖分，元阴元阳之气即在其中运行周流。

3. 后天阴阳——八卦五行

正如后天卦象是乾坤二气交感运行的不同状态，人身后天阴阳亦是元阴元阳在后天躯体运行时的不同状态。乾坤交媾，化生六子，乾道成男，震、坎、艮也，坤道成女，巽、离、兑也。郑钦安将八卦分为东南西北中五方卦，按其五行属性，与人身脏腑经络相配属，借以阐述元阴元阳在人体各部周流所呈现的不同气化作用。东方卦，木应春，巽配肝，震配胆；西方卦，金应秋，乾配肺，兑配大肠；南方卦，火应夏，离配心和小肠；北方卦，水应冬，坎配肾和膀胱；中央卦，土应四季，坤配脾，艮配胃。

郑钦安认为乾坤六子之中，唯代表中男中女的坎离两卦得乾坤性情之正，而人禀天地之正气而生，故坎离为人身立命之根。如其所述"阳之根在乎坎，天一生水，一点元阳含于二阴之中是也，阴之根在乎离，地二生火，一点元阴藏于二阳之内是也，水火互为其根，乾坤颠倒，各有妙用"。坎离为水火之象，在人身为气血，"夫人身所恃以立命者，唯此水火而已，水火即气血，即阴阳"。论天地，后天八卦以坎离立极，论人身，后天阴阳以气血为本，"天地以日月往来为功用，人身以气血往来为功用"。

可见，在郑钦安的理论中，后天阴阳的概念宽泛，就阴阳的状态而言，可泛指八卦、五行，可特指坎离、水火。就阴阳的载体而言，可泛指五脏六腑、三阴经、三阳经、三焦，可特指气血。但无论后天阴阳的具体指代为何，都可归一为先天元阴元阳，即元气。如"五行不出二气之中，二气不出五行之内""全凭这二五合一，这一团真气呼吸运用，方是真机""水火相依而行，虽是两物，却是一团，有分之不可分，合之不胜合者，即以一杯沸水为喻""三阳本乾元一气所分，三阴本坤元一气所化，五脏六腑，皆是虚位，二气流行，方是真机""三焦之气，分而为三，合而为一""气、血两字，作一坎卦解之也，可；即作一离卦解之也，可；即作坎离二卦解之也，亦可"。

三、思想渊源

1.《周易》一元论的本体说

《周易》探究天地之道，将万物万事的规律用至简至易的形式模拟和表达，故而概括出"易有太极，是生两仪，两仪生四象，四象生八卦"的万物生成模式，将太极作为阴阳浑一的本体，万物化生的本源。

乾元即太极。《周易》以一元本体贯穿终始，因具体立论角度不同，对本体有太极、乾元两种称谓。对此，历代易学家早有论述，虞翻注《周易·系辞》"太极是生两仪"时，曰"太极，太一也"，注"天下之动，贞夫一者也"时，又曰"一谓乾元。万物之动，各资天一阳气以生，故天下之动贞乎一者也"，可见太极、太一、乾元、天一，原本相同。清代李道平作《周易集解纂疏》为虞注作纂疏亦云"太极太一者，太一即乾元也"。一物两名，因其所指不同，太极言其体，乾元言其用。太极者，宇宙本体之名，寂然无形；乾元者，大化流行，彰显其用，体用合一，二者实为一物。

代表《周易》一元本体论的乾元，具有如下特征：①万物之本源（万物资始）。《说文》注"元，始也，从一从兀"。《春秋繁露·重政》曰"元者为万物之本"。乾以一元资始，千变万化，由此而出，为天地万物之大本大原。②大用流行（云行雨施，品物流行）。乾元的"大用"以乾坤交感为显现。乾元显则为乾，隐则为坤，乾坤实为一体两面，不可分离。乾坤交媾，感而遂通天下之情，化生出后天万象。③存在于万物之中（群龙无首）。乾元不是脱离万物而高高在上的造物主，而是内化于宇宙万象之中。收摄一元归藏于万物，于一一物中皆可见乾元，以龙表征，则为群龙无首之象。

郑钦安的一元思想即来源于此。对人身而言，此乾元本体即是人体内运行不息的一团真气，郑钦安称其为元气、先天一气、祖气、真龙、火种、命根、坎中一阳、水中天。如同乾元本体内含乾坤，人身真气亦内蕴阴阳，真气的大化流行以元阴元阳的交感盈虚为体现。正所谓"一元至理，二气盈虚消息"。乾元内化于万物之中，万物皆禀乾元之性，人身真气亦是如此，真气周流，化生血肉之躯，又以此血肉之躯为载体，不可分离，离则神机化灭，生命枯萎，故人身上下四旁处处有真气。不仅如此，郑钦安进一步认为"天地即我身，我身即万物之身，万物、我身、天地，原本一气也"。故而推论出"食物之真气，皆禀诸先天、先地之真气，与人身之真气，本同一气也，借食物之真气，以辅人身之真气，故人得食则生，不得食则死""邪气之来，无论内邪外邪，皆是阻隔天地之真气，不与人身之真气相合，身即不安，故曰病。必待邪去，而天地之真气与人身之真气，仍旧贯通合一，始言无病"。郑钦安的这一认识可谓真知灼见，人身的真气并不是封闭地运行于人体内部，而是时刻与宇宙相通。"如果生命之圆是封闭的，那么就必然与外界隔离，后天之精气神就不可能输入，就是阴阳离绝、天人离绝状态，生命也就不可能得以存活"。

2. 先天易学

将易学分为先天之学和后天之学，始于北宋著名思想家邵雍。邵雍认为伏羲之易属于先天易学，为易之本体，文王之易属于后天易学，为易之运用。邵雍的先天易学集中体现于四张易图：伏羲八卦次序图、伏羲六十四卦次序图、伏羲八卦方位图、伏羲六十四卦方位图。

伏羲八卦次序图（图4-2）以太极一气分阴阳，在阴阳两仪上又以阴阳次第相加成四象，四象上再以阴阳次第相加成八卦，由右向左乾一、兑二、离三、震四、巽五、坎六、艮七、坤八依次排列。

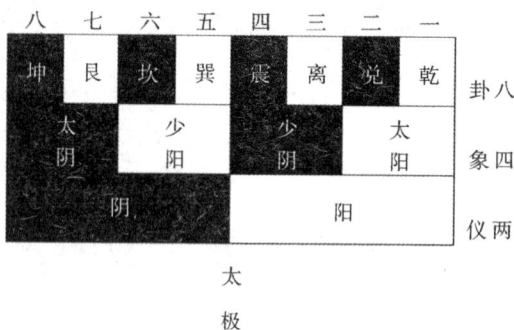

八	七	六	五	四	三	二	一	
坤	艮	坎	巽	震	离	兑	乾	八卦

图4-2　伏羲八卦次序图

伏羲六十四卦次序图（图4-3），是对伏羲八卦次序的推衍扩展，此图遵循"加一倍法"，在上图的基础上继续分别加阳爻、阴爻，以八个三爻卦为本位逐渐增为六十四个六爻卦，从右向左排序，分别是乾、夬……坤。

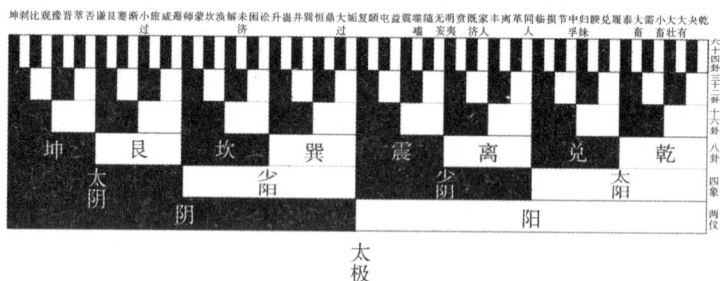

图4-3　伏羲六十四卦次序图

以上两张次序图以《周易·系辞》"易有太极，是生两仪，两仪生四象，四象生八卦"为依据，形象地描述了八卦以至六十四卦的生成过程，用以说明宇宙的基本生成模式。

伏羲八卦方位图（图4-4）是对伏羲八卦方位的说明。此图以乾坤定天地上下之位，坎离定日月出入之门，乾一兑二离三震四左行，巽五坎六艮七坤八右行，将日行寒暑、月行晦朔的踪迹涵盖其中。

伏羲六十四卦方位图（图4-5）是对伏羲八卦方位的进一步细化，如将原来的乾卦扩充为在其三爻卦基础上加阴爻阳爻后衍生出的八个六爻卦（乾、夬、大有、大壮、小畜、需、大畜、泰），以此类推。邵雍认为此图中圆图明天道，从复至乾，从姤至坤，说明了阴阳消长和一年节气的变化；方图明地道，说明万物兴衰。

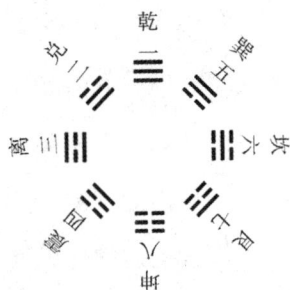

图4-4 伏羲八卦方位图

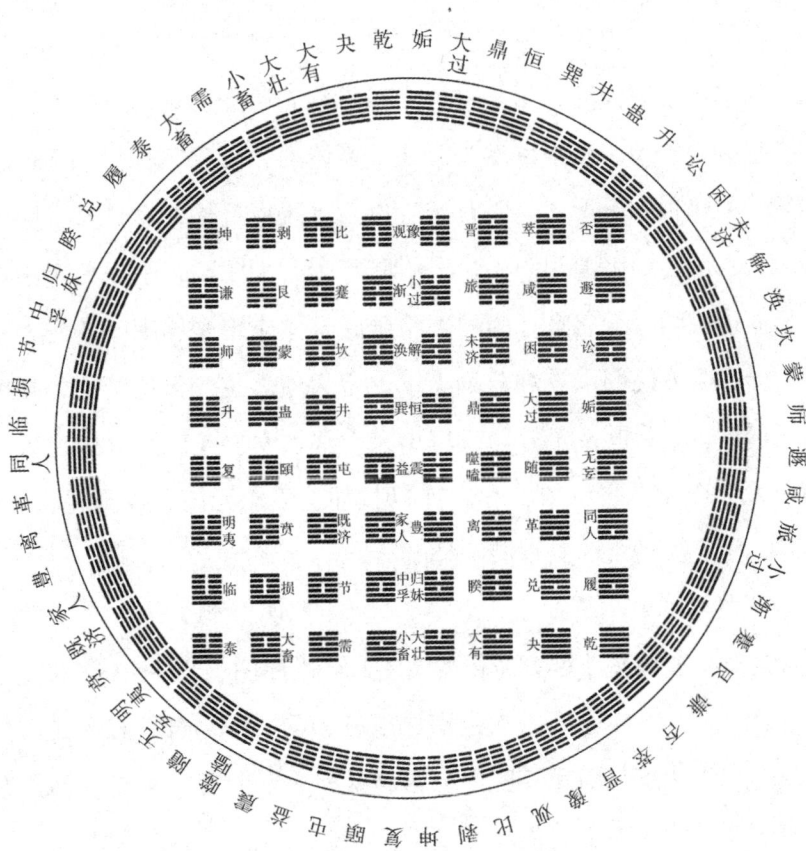

图4-5 伏羲六十四卦方位图

以上两张方位图以《周易·说卦》"天地定位，山泽通气，雷风相搏，水火不相射，八卦相错，数往者顺，知来者逆，是故易逆数也"为依据，体现了日月运行、阴阳消长的宇宙规律，古人测日晷以定节气、观月相以定晦朔，均不出此二图。

邵雍提出的先天易学对后世影响深远，郑钦安的几个核心观念均源于此，分述如下。①万物归元，即元气本体论。伏羲八卦次序图和伏羲六十四卦次序图逐层演绎太极化生卦象的机制，充分诠释了太极－两仪－四象－八卦－万物的宇宙生成模式。郑钦安正是在此认识上提出人身全在一元真气、一点真机的实质。②先天为体、后天为用。邵雍首先提出先后天易学的概念，并认为先天为本体，后天为运用。郑钦安将易学先后天的观念引入人体，认为胎儿未出生时为先天，出生以后为后天，人体的先天阴阳称元阴元阳，为阴阳之本体，可化生后天形体。胎儿出生以后，脱离母体，靠自身脏腑呼吸运化维持生命，此时的脏腑阴阳、六经阴阳等为后天阴阳，是先天阴阳在其化生的有形躯体中的运行状态，为先天阴阳的具体应用和体现。③先天以乾坤立极。先天八卦方位图以乾坤分列上下，定天地之位，天地既定，则风雷相搏、山泽通气、水火既济，万物有所出入。郑钦安禀此乾坤立极之说，认为人体的先天状态（母腹中的胎儿）亦以乾坤立极，元阴元阳即是人身乾坤，阴阳已判，则脏腑经络四肢百骸由是而出。

3. 后天易学

后天易学主要体现于邵雍所传的文王八卦次序图（图4－6）和文王八卦方位图（图4－7）。文王八卦次序图，以乾为父，坤为母，震为长男，巽为长女，坎为中男，离为中女，艮为少男，兑为少女，反应男女媾精，万物化生的次序规律。此说本于《周易·说卦》"乾，天也，故称乎父。坤，地也，故称乎母。震一索而得男，故谓之长男。巽一索而得女，故谓之长女。坎再索而得男，故谓之中男。离再索而得女，故谓之中女。艮三索而得男，故谓之少男。兑三索而得女，故谓之少女"。

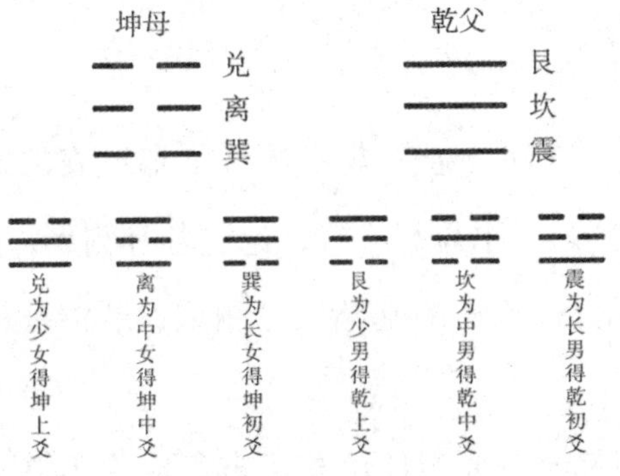

图 4 - 6　文王八卦次序图

文王八卦方位图以坎离居南北，震兑居东西，分列四正之位，以艮居东北，巽居东南，坤居西南，乾居西北，分列四隅之位，用以表示万物春生夏长秋收冬藏的规律。此说本于《周易·说卦》"帝出乎震，齐乎巽，相见乎离，致役乎坤，说言乎兑，战乎乾，劳乎坎，成言乎艮"。

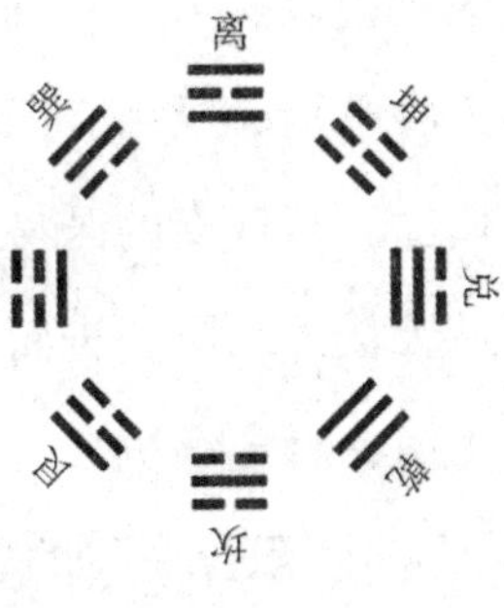

图 4 - 7　文王八卦方位图

郑钦安吸取后天易学的精髓，将其融入医学，形成了两个重要的学术观点。①后天阴阳为先天阴阳所化生。文王八卦次序图将乾坤两卦赋予父母之称，认为坎、离、艮、兑、震、巽六卦为六子，是乾坤父母阴阳交感所生。郑钦安认为，对人体而言元阴元阳为乾坤父母，二气交感互藏化生后天阴阳，故后天阴阳均禀赋元阴元阳之气，实则是元阴元阳交感流行的体现。②后天以坎离立极。文王八卦方位图将坎离置于上下，取代了伏羲八卦方位图中的乾坤之位。郑钦安认为人自脱离母体后即是后天，人之后天亦以坎离立极，"后天以坎离代乾坤""乾坤六子……唯中男中女独得性情之正……此坎离所以为人立命之根也"。在郑钦安的学说中，坎离即气血，气血即人出生以后立命之本，"人身所以立命者，唯此水火而已，水火即气血""天地以日月往来为功用，人身以气血往来为功用"。

四、评述

《医理真传》和《医法圆通》集中体现了郑钦安的医易思想，即"以易理阐发阴阳合一之道"，二书思想一致，论述各有侧重，前者更偏重理论的阐发，后者在强调一元真气流通的基础上更侧重诊断治疗的具体方法，以求临证融通无碍。

总之，郑钦安以易学一元本体论和宇宙生成论为立论核心，并引入易学先后天的概念和关系，借用易学语言构建了一套"人身阴阳合一"的学说。该学说以探求"一元真气、阴阳盈虚消息"作为洞悉人身万象的法门，认为人身脏腑、经络、三焦，分则数阴阳乃至亿万阴阳，实则一阴阳、一团元气而已。郑钦安的医易思想可用"合一"二字概括，他将复杂的人体诸象看作后天亿万阴阳，进而合一为先天元阴元阳，再合一为一元真气。如此可化繁为简，直窥病机。

"阴阳合一"的思想直接反应在郑钦安的临床辨证和治疗中。辨证方面，郑钦安强调辨阴阳的重要性，详细论述了临床辨阴虚阳虚的方法。治疗方面，郑钦安以纳气归肾法、回阳法、温中法、建中法等治疗阳虚证，以泻火救阴法、清热扶阴法、峻补阴血法等治疗阴虚证。用药方面，补坎阳之药以附子为主，补离阴之药以人参为先。这里应该理解，郑钦安所言的阴阳实为元阴元阳，故只言虚证。郑钦安的阴阳是合一的阴阳，故辨证治疗虽分阴阳，但此阴阳不过是一元真气的盈缩变化，实际最终只着眼于一元真气的流通，即如其所言"病有万端，发于一元，一气盈缩而已"。

后世以郑钦安善用附子，尊其为火神派的鼻祖，但若认为其思想为扶阳抑阴，则有失偏颇，郑钦安所言的"阳"实际为并含元阴元阳的乾元之气，即真气，只不过真气以流通为要，故以元阳之性为主导而已。

第三节　《中西医粹》：构建易象阴阳脏腑体系

一、内容概述

清末医家罗定昌[①]曾依河洛易象、参《灵枢》《素问》而作《脏腑图说》，因故未能出版，十余年后，又参阅《医林改错》和《全体新论》，补做《中西医士脏腑图说》附于前书，1894 年出版时定名为《中西医粹》（又名《脏腑图说症治合璧》）。全书共分四部分，分别是"脏腑图说""脏腑各图""症治要言"和"医案类录"。"脏腑图说"主论医易相关理论，如八卦脏腑相通说、八卦纳甲消气说、三焦各有定位、相火说、左右肺肝气血体用说、戊己天门地户说、人身太极有三说等。"脏腑各图"绘制脏腑图，包括易象阴阳脏腑图（分为十层）、男子肾脏丹字图、女子肾脏丹字图、经络图、王清任图、西医解剖图等并配以解说。"症治要言"主论十二经症治。"医案类录"为罗定昌的若干医案与医论。

二、医易思想

1. 天人相应论易象阴阳脏腑

（1）八卦、干支配脏腑

罗定昌将八卦、干支分配脏腑。十天干按东方甲乙、南方丙丁、中方戊己、西方庚辛、北方壬癸分布，十二地支按东方寅卯辰、南方巳午未、西方申酉戌、北方亥子丑分布，八卦按东震、南离、西兑、北坎的后天八卦方位分布，分别与脏腑相配。具体配属关系为：甲乙、卯、震配肝，丙丁、午、

[①]　罗定昌：字茂亭，成都华邑（今成都双流县华阳镇）人，清末秀才，早年习儒业，精于医学和周易。

离配心，戊己、乾、巽配脾胃，庚辛、酉、兑配肺，壬癸、子配肾。甲、寅、艮配胆，乙、辰、巽配大肠，丙、巳、离配心包，丁、未、坤配小肠，庚、申、兑配三焦，辛、戌、乾配胃，壬、亥、乾配膀胱，癸、丑、艮配脾。

基于以上配属，罗定昌在脏腑相通说、八卦天地定位说、八卦纳甲消气说、十二地支分配脏腑冲和说等章节中，用脏腑之间的关系印证易学理论，同时也从易学的角度解读脏腑关系。择其精要分述如下：

天地定位，山泽通气，雷风相薄，水火不相射：罗定昌认为艮山为脾，兑泽为肺，脾输气于肺，肺转输于四脏，此山泽所以通气。震雷在下，巽风在上，风动则木摇，雷动则风灭，此雷风所以相薄。坎为肾居脐下，心为火居膈上，相距甚远，此水火所以不相射。

八卦纳甲：即乾纳甲壬，坤纳乙癸，震纳庚，巽纳辛，坎纳戊，离纳己，艮纳丙，兑纳丁。罗定昌对此逐一解释。乾纳甲壬，坤纳乙癸：乾为父，甲为震，震为长男，长男代父用事。坤为母，乙为巽，巽为长女，长女代母用事。故乾纳甲，坤纳乙。壬癸为坎，坎为天一所生之水，为精。壬为阳精，癸为阴精。阳精生于乾，阴精生于坤。故乾又纳壬，坤又纳癸。震纳庚，巽纳辛：乾阳坤阴二气会于兑，庚辛为兑，震得乾阳之气而纳庚，巽得坤阴之气而纳辛。坎纳戊，离纳己：胃为阳土，无水则不能育物，故坎上而纳戊。脾为阴土，无火则不能奉生，故离下而纳己。艮纳丙，兑纳丁：脾为艮土，艮土无丙火之熏蒸不能滋养，故艮纳丙。肺为兑，肺覆于心，心位在丁，肺主气，心主血，气无血不运，血无气不流，故兑纳丁。

地支六合：即子丑合，寅亥合，卯戌合，巳申合，午未合，辰酉合。罗定昌以脏腑功能的相互关联作印证。子丑合：肾属子水，脾属丑土，水无土则湿，土无水则燥。寅亥合：胆属寅，膀胱属亥，胆寄于肝，膀胱寄于肾，皆相火，为相火之所始。卯戌合：卯属东方肝木，为生谷之方，戌属西方胃土，为纳谷之处。辰酉合：辰属大肠，酉属肺，辰酉合，故大肠与肺相表里。巳申合：巳为心包络，申为三焦，心包络辅心，三焦辅肺，皆相火，为相火之所终。午未合：午属心，未属小肠，午未合，故心与小肠相表里。

乾巽为天门地户：罗定昌引《内经》之文"所谓戊己分者，奎壁角轸，则天地之门户也"，认为人体的天门地户为脾胃，并以易学"乾巽为天门地户"的理论为论据对此进行阐述。他指出，戊为胃，戊之阳土寄居乾位，因乾为天门，故戊为天门。己为脾，己之阴土处于巽位，因巽为地户，故己为地户。饮食皆由胃入，胃之管上通喉咙，其孔最上，故为天门。巽介于辰巳之间，辰为大肠，人身渣滓由大肠而出，大肠直贯肛门，其孔最下，故为地户，因大肠统于胃，胃统于脾，故不言大肠为地户，而言脾为地户。

此外，在八卦干支与脏腑相配之说的基础上，罗定昌还对中医的基础理论提出了自己的观点，认为：①人身太极有三：先天无形之太极为父母媾精时一点真阴真阳，后天无形之太极为丹田，后天有形之太极为脾胃。②气血不可分：心主血配离，藏血之肝配震，行血之肺配兑，流血之脾胃配于艮，怒伤肝气则血无所藏，劳伤肺气则血无所主，忧伤脾气则血无所统，郁伤胃气则血无所生，气与血互为其根，血与气交相为用，兑肺之位下应乾元，离心之功上附坤地，气血相通之理即乾坤和撰之妙。③精气神皆禀于脾胃：水之精为精，火之精为神，土之精为气，其实皆禀于中央戊己。戊土为胃，无水则燥，故下承之以坎水，己土无火则湿，故上临之以离火，脾胃得水火之气而变化阴阳，阴气归水为精，阳气归火为神，均赖中央脾胃之气。④相火有四：相火为君火之辅，运气中子午属少阴君火，子为肾，午为心。膀胱辅肾，心包络辅心，故膀胱、心包当属相火。运气中寅申属少阳相火，故寅胆、申三焦属相火。

（2）日月运行配脏腑

罗定昌认为人身之气血如天地之日月，日月运行，各有宿度，人身之气血运行亦与之相应。太阳日行一度，一年一周天，太阴一时一度，一月一周天。太阳于春寅与太阴会于析木之次，太阳按节气顺行，立春之初在子虚十度，至大寒在癸女四度，太阴按月逆行，寅月在析木之次，尾三度至斗三度，至丑月在星纪之次，斗四度至女一度。丑月之气，当小寒大寒，太阳在斗在艮，太阴亦在斗在艮，至寅而合，旋即而分。人身气血昼夜运行，寅时百脉朝肺会于寸口，旋即左右分行。寅时行于子肾，依次周行，至丑时行于丑脾。昼行阳二十五度，以阳气为主，夜行阴二十五度，以阴血为主，每日血脉所行之时，所到之部，与日月所行之宫，所过之位，毫无差缪。具体内容总结如下：

表 4-1　太阴运行次第

太阴逆行	寅月析木	卯月大火	辰月寿星	巳月鹑尾
	尾 3°	氐 2°	轸 10°	张 15°
	至斗 3°	至尾 2°	至氐 1°	至轸 9°
	午月鹑火	未月鹑首	申月实沈	酉月大梁
	柳 4°	井 9°	毕 7°	胃 4°
	至张 14°	至柳 3°	至井 8°	至毕 6°
	戌月降娄	亥月娵訾	子月玄枵	丑月星纪
	奎 2°	危 13°	女 2°	斗 4°
	至胃 3°	至奎 1°	至危 12°	至女 1°

表 4-2　太阳运行次第

太阳顺行	立春	雨水	惊蛰	春分	清明	谷雨	立夏	小满
	子虚 10°	壬危 8°	亥室 7°	乾壁 4°	戌奎 10°	辛娄 8°	酉胃 10°	庚昴 9°
	芒种	夏至	小暑	大暑	立秋	处暑	白露	秋分
	兑毕 13°	坤井 0°	申井 17°	未井 22°	丁柳 11°	午张 6°	丙翌 3°	巳翌 18°
	寒露	霜降	立冬	小雪	大雪	冬至	小寒	大寒
	巽轸 14°	辰角 11°	乙氐 4°	卯房 3°	甲尾 7°	艮箕 5°	丑斗 11°	癸女 4°

表 4-3　人身气血运行次第

人身气血	寅时	卯时	辰时	巳时	午时	未时
	子	亥	戌	酉	申	未
	肾	膀胱	胃	肺	三焦	小肠
	申时	酉时	戌时	亥时	子时	丑时
	午	巳	辰	卯	寅	丑
	心	心包	大肠	肝	胆	脾

（3）运气配六经

天有五运六气，四时更迭，八节循环，千秋万古，同此往来。地之阴阳为五运，即金、木、水、火、土。天之阴阳为六气，即厥阴风木、少阴君火、太阴湿土，少阳相火，阳明燥金，太阳寒水。罗定昌认为人身亦有运气，以手足三阴经、三阳经配之。手之三阴三阳本乎上而为天，足之三阴三阳本乎下而为地，天气左旋而上升，地气右转而下降。

罗定昌所论述的运气与传统的五运六气不同，他对主气、客气有自己的定义，并在此基础上提出了常气、变气的概念。他认为主气即四时的正常气候，如春之温，冬之寒，客气为四时不正之气，即非其时而有其气，如春应温而反寒。他进一步化分主气、客气，将有形之主、客气称为常气，无形之主、客气为称变气。

常气，罗定昌解释为：以四时言则亥子丑为水气主寒，寅卯辰为木气主风，巳午未为火气主热，申酉戌为金气主凉。以五行言，则亥子为水，寅卯为木，巳午为火，申酉为金，丑未辰戌为土。

变气，包括无形之主气和无形之客气。所谓无形之主气，共分六步，自小雪至大寒60日，位子丑，为寒水之气。自大寒至春分60日，位寅卯，为风木之气。自春分至小满60日，位辰巳，为君火之气。自小满至大暑60日，位午未，为相火之气。自大暑至秋分60日，位申酉，为湿土之气。自秋分至小雪60日，位戌亥，为燥金之气。所谓无形之客气，即巳亥化为厥阴风木，子午化为少阴君火，丑未化为太阴湿土，寅申化为少阳相火，卯酉化为阳明燥金，辰戌化为太阳寒水。对此无形之客气，罗定昌也以化气相称。

罗定昌认为人亦有运气，表现为三阴三阳经的旺相，少阳旺于寅卯辰，太阳旺于巳午未，阳明旺于申酉戌，太阴旺于亥子丑，少阴旺于子丑寅，厥阴旺于丑寅卯。阳经有九个旺时，其旺时各不相袭，是因为阳气运行相对快速。阴经有六个旺时，其旺逐位相连，是因为阴气运行相对迟缓。

罗定昌将常气和化气的理论用于解释时令致病的特点及机理，如巳月处于谷雨之后立夏之交，在四时为火，在常气亦为火，在化气则为风木，此月风火相扇，民病多同，古人谓四月之病为温病。十月之亥为寒水，在常气（无形之主气）为燥金，在化气为风木，金贪生而不克木，其燥反生风，木得以恣行其虐，金又生寒水，故冬之风寒以十月病者统谓之伤寒。冬月建子为寒水，在化气则为君火，水虚不能制火，水中之火浮溢于外，故至寒之月复有至热之病。基于此，他提出察病机者当察此月之常气、化气、病气，然后以病人所受之症互相核对，再查其脏腑虚实，元气盛衰，依经施治，方为周全。为了强调运气的重要，他特地将其与干支脏腑相配，进一步完善了他的天人合一易象阴阳脏腑图。

现将其易象阴阳脏腑图的具体内容总结如下：

表4-4　易象阴阳脏腑对应表（1~6月）

十二辰	寅	卯	辰	巳	午	未
十二次	析木	大火	寿星	鹑尾	鹑火	鹑首
月分	正月	二月	三月	四月	五月	六月
节气	立春 雨水	惊蛰 春分	清明 谷雨	立夏 小满	芒种 夏至	小暑 大暑
消息卦	泰	大壮	夬	乾	姤	遁
脏腑	胆	肝	大肠	心包	心	小肠
干支八卦	甲寅艮	甲乙卯震	乙辰巽	丙巳离	丙丁午离	丁未坤
无形主气	风木	风木	君火	君火	相火	相火
无形客气（化气）	相火	燥金	寒水	风木	君火	湿土

表4-5　易象阴阳脏腑对应表（7~12月）

十二辰	申	酉	戌	亥	子	丑
十二次	实沈	大梁	降娄	娵訾	玄枵	星纪
月份	七	八	九	十	十一	十二
节气	立秋 处暑	白露 秋分	寒露 霜降	立冬 小雪	大雪 冬至	小寒 大寒
消息卦	否	观	剥	坤	复	临
脏腑	三焦	肺	胃	膀胱	肾	脾
干支八卦	庚申兑	庚辛酉兑	辛戌乾 又为戊乾	壬亥乾	壬癸子坎	癸丑艮 又为己巽
无形主气	湿土	湿土	燥金	燥金	寒水	寒水
化气	相火	燥金	寒水	风木	君火	湿土

2. 参合解剖论易象阴阳脏腑

罗定昌曾参悟河洛易象，考证《灵枢》《素问》，得出男女肾脏皆在下骨中央的结论，绘为丹字图，后得王清任的《医林改错》及合信的《全体新论》《妇婴新说》，认为王清任所绘之膀胱图，合信所绘之膀胱图、子宫图与其所绘的丹字图不谋而合，故摘录二家学说，略为评论，以期从解剖的角度对其易象阴阳脏腑的部分理论作一辅证。

合信所说的精囊与子宫可认作"男子以藏精，女子以系胞胎"的肾脏。罗定昌认为，中医言肾，是男子以藏精、女子以系胞胎之所，又依据河洛之理、经脉循行、肾脏功能等推论肾脏位于下骨中央，气海关元之间，即丹田之处。而西医剖割男女，已得肾脏真形。罗定昌详细转述了西医对子宫及输卵管、卵巢、卵子、外肾、精囊的认识及受孕怀胎的机理，指出子宫系胞胎，有物有形，即女子之肾脏。精囊长在膀胱之底，直肠之上，与女子子宫同位，为藏精之所，有物有形，即男子之肾脏。此外，他还特别指出西医所言之肾脏左右各一，肾质颇实，为尿管、脉管、回管及筋膜相互裹结而成，与精道精囊无关，绝非藏精之肾。

王清任所说之"津门、珑管、出水道"可解释"上焦如雾，中焦如沤，下焦如渎"的机理。王清任认为胃有津门，以行精汁（实指胆总管和胰管的共同开口处，可能是把十二指肠亦包括于胃中），脾中间有一管，名珑管（实际是胰腺之胰管，是前人一直将胰腺包括于脾之故），珑管周围有出水道（实际指大网膜），故津液由胃出津门，入珑管，由珑管经出水道入膀胱，生成尿液。据此，罗定昌认为上焦在胸中空处即气府也，气积如雾。中焦在胃之津门，津汁水液由津门小孔冒出，如水中所浮沤泡，此中焦如沤之故。胃之水液自津门浮出归于脾中珑管，由珑管分流入两边出水道，由出水道渗入膀胱，自尿管而出，下焦在脾，脾之珑管出水道譬如分流积水之沟渎，故下焦如渎。

三、思想渊源

1. 易学

（1）易象：十二消息卦。

十二消息卦也称十二辟卦（图4－8），是与十二个月份相配用以指示自然界阴阳消长规律的十二个卦象，即：复、临、泰、大壮、夬、乾、姤、遁、否、观、剥、坤。从复至乾，阳爻由下往上逐渐增多，阳长阴消，阳盈为息，故为息卦。自姤至坤，阴爻由下往上逐渐增多，阴长阳消，阴虚为消，故为消卦。这一发展过程与一年由十一月冬至阳气初升到第二年五月夏至阳气大盛，

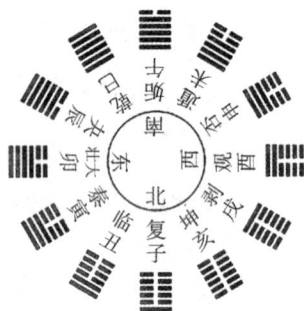

图4－8　十二消息卦

旋而阴气始生至十月阴气大盛颇相仿佛，故二者相配以标示自然界阴阳消长盈虚的规律。具体如下：

复卦十一月，一阳爻居五阴爻之下，为冬至一阳始生之象。

临卦十二月，二阳在下，四阴在上，为阳气渐长，万物萌动，临于地面之象。

泰卦正月，三阳在下，三阴在上，为天气下降，地气上腾，天地交感之象。

大壮卦二月，四阳在下，二阴在上，为雷居天上，阳气大盛，阴渐消去之象。

夬卦三月，五阳在下，一阴在上，为阳气发泄，五阳决去一阴之象。

乾卦四月，六爻全为阳爻，为阳气盛极，万物齐全之象。

姤卦五月，一阴爻居于五阳爻之下，为夏至一阴始生之象。

遁卦六月，二阴在下，四阳在上，为阴气渐起，阳气始退之象。

否卦七月，三阴在下，三阳在上，天地不交，万物不通之象。

观卦八月，四阴在下，二阳在上，为阴气隆盛，阳气不足之象。

剥卦九月，五阴在下，一阳在上，为五阴剥落一阳之象。

坤卦十月，六爻全为阴爻，为阴气极盛，水冰地坼之象。

十二消息卦是西汉易学大家孟喜的卦气说的重要组成部分，孟喜的卦气说将六十四卦的卦爻与四时、十二月、二十四节气、七十二候结合起来，使易学与历法完美融合，形成了一整套严密的理论。由于孟喜、焦延寿、京房等人的倡导，渊源已久的卦气学说在西汉兴盛起来，并逐渐发展影响至东汉、魏晋、隋唐，至清代又受到学者的集辑与注疏，可谓影响深远。

罗定昌在卦气学说的影响下，将表示天地阴阳消长规律的十二消息卦与干支脏腑相配，成为其易象阴阳脏腑图式的构成之一，用以揭示天人合一、气化相同之理。

（2）易数：八卦纳甲、地支六合。

八卦"纳甲"，即以十天干纳入八卦之中，由于甲为十干之首，故以甲代表十天干，简称"纳甲"。西汉京房首次提出严密的纳甲学说，《京氏易传》卷下："分天地乾坤之象，益之以甲乙壬癸，震巽之象配庚辛，坎离之象配戊己，艮兑之象配丙丁。"简言之，即乾纳甲壬，坤纳乙癸，震纳庚，巽纳辛，坎纳戊，离纳己，艮纳丙，兑纳丁。这种纳甲的方法是先分八卦为阴阳两组，乾、震、坎、艮为阳卦，坤、巽、离、兑为阴卦。再分天干为阴阳两组，奇数甲、丙、戊、庚、壬为阳干，偶数乙、丁、己、辛、癸为阴干。最后以阳卦纳阳干，阴卦纳阴干，乾坤二卦分内外象，各纳二干，其他六卦各纳一干。

此外，东汉魏伯阳，另提出了"月体纳甲"说，将月相的盈亏与八卦相配应，以阐发道家炼丹"进阳火"与"退阴符"之旨。"月体纳甲"将十干纳入由三画组成的八经卦，如《周易参同契》曰："三日出为爽，震受庚西方。八日兑受丁，上弦平如绳。十五乾体就，盛满甲东方。十六转受统，巽辛见平明。艮直于丙南，下弦二十三。坤乙三十日，东北丧其明。节尽相禅与，继体复生龙。壬癸配甲乙，乾坤括始终"。又曰："坎戊月精，离己日光；日月为易，刚柔相当。"由此可知，《周易参同契》以震、兑、乾、巽、艮、坤六卦表示一月中的不同月相，以甲、乙、丙、丁、戊、己、庚、辛、壬、癸十干表示月亮在天空中出没的方位，以坎离二卦为日月之本体。震表示初三的新月，受一阳之光，昏见于西方庚地，故震纳庚；兑表示初八日的上弦月，受二阳之光，昏见于南方丁地，故兑纳丁；乾表示十五日的望月，受三阳之光，昏见于东方甲地，故乾纳甲；巽表示十六日由圆而缺的月相，始生一阴，平旦没于西方辛地，故巽纳辛；艮表示二十三日的下弦月，继生一阴，平旦没于南方丙地，故艮纳丙；坤表示三十日的晦月，全变三阴，伏于东方乙位，故坤纳乙；乾坤者，阴阳之根本，八卦之父母，易之门户，甲乙为十干之始，壬癸为十干之终，"乾坤括始终"，故乾纳甲又纳壬，坤纳乙又纳癸。离坎表征日月之本相，日月周行于六合之中，往来浮沉，升降上下，无方位而居中央，故坎属阳卦而纳戊，离属阴卦而纳己。

在以八卦、干支配属脏腑的前提下，罗定昌进一步将八卦纳甲的理论应用于人身，以阐发脏腑功能，如坎纳戊，胃为戊土，故无水则不能育物。离纳己，脾为己土，故无火则不能奉生。艮纳丙，脾为艮土，故脾无丙火之熏蒸则不能滋养。兑纳丁，肺为兑，心位在丁，故肺主气，心主血，气无血不运，血无气不流。

干支相合相冲等理论虽不直接来源于易经，却在后世的易学领域中广为应用。"地支六合"，即寅与亥合，卯与戌合，辰与酉合，巳与申合，午与未合，子与丑合，一直被易学术数者运用，成为《渊海子平》《滴天髓》等命理著作中的重要内容。对于地支六合的机理，隋代萧吉的《五行大义》从天文的角度做出解释，书中认为地支相合，是日月行次与斗建之合。斗建是古人以黄昏时北斗星所指的方位确定季节和月份的一种方法，如夏历以北斗星指向寅方的月份为正月，故称正月建寅。据《五行大义》之义，正月，日月会于诹訾之次，斗建在寅，诹訾为亥，故寅亥相合。二月，日月会于降娄之次，斗建在卯，降娄为戌，故卯戌相合。三月，日月会于大梁之次，斗建在辰，大梁为酉，故辰酉相合。四月，日月会于实沈之次，斗建在巳，实沈为申，故巳申相合。五月，日月会于鹑首之次，斗建在午，鹑首为未，故午未相合。六月，日月会于鹑火之次，斗建在未，鹑火为午，故午未相合。七月，日月会于鹑尾之次，斗建在申，鹑尾为巳，故申巳相合。八月，日月会于寿星之次，斗建在酉，寿星为辰，故酉辰合。九月，日月会于大火之次，斗建在戌，大火为卯，故戌卯相合。十月，日月会于析木之次，斗建在亥，析木为寅，故亥寅相合。十一月，日月会于星纪之次，斗建在子，星纪为丑，故子丑相合。十二月，日月会于玄枵之次，斗建在丑，玄枵为子，故丑子相合。

罗定昌以地支配脏腑，借地支相合之理论述脏腑间的密切关系。如辰属大肠，酉属肺，辰酉合，故大肠与肺相表里。午属心，未属小肠，午未合，故心与小肠相表里。肾属子水，脾属丑土，水无土则湿，土无水则燥，故子丑合。

2. 解剖

（1）王清任之《医林改错》

王清任，字勋臣，清代医家，以重视人体解剖结构和对瘀血证的贡献闻名医林，其学术理论集中体现在《医林改错》一书中。该书三万余言，全书内容主要分为两部分，一为脏腑解剖，一为气血学说的临床应用。

王清任非常重视人体解剖学，亲自观察尸体结构，绘图于书中，称为"亲见改正脏腑图"，并从解剖和生理学角度写了"会厌左气门右气门卫总管荣总管气府血府记""津门津管遮食总提珑管出水道记"及"脑髓说""气血合脉说""心无血说"。王清任的解剖图和相应理论，一方面纠正了古人对脏腑解剖和生理功能上的某些错误，另一方面由于认识的不足，得出了一些错误的结论，可谓功过参半。

王清任的解剖较前人有很大的进步，不仅纠正了既往肺有"六叶两耳"、"行气二十四孔"、肝有"左三叶，右四叶，凡七叶"等错误认识，还发现了横膈膜为胸腹腔的上下分界、体循环的大体走向、动脉与静脉形质与分布走向的不同以及肠系膜（气府）、大网膜（出水道）、胰腺（总提）、胰管（珑管）等解剖结构。然而，王清任对这些解剖结构的认识还很粗浅，尚不能真正理解他们的实际功能。他融合古人的相关论述，结合自身的中医理念来理解这些组织结构，最终形成一套自圆其说的理论。该理论既有鲜明的人体解剖色彩，又有浓厚的传统中医基调，其理论特点可从以下几个方面得以体现：

①卫总管、荣总管：王清任将其发现的全身动脉、静脉称为卫总管和荣总管，认为他们是营卫之气的运行通道，卫总管为周身气管，荣总管与其相连，为周身血管。而实际上，他所论述的卫总管为降主动脉。卫总管的左气门、右气门是左右颈总动脉。卫总管向两臂长者，指左右锁骨下动脉。卫总管通脊骨之十一短管，指肋间动脉。腰以上向腹长两管，上管通气府者，指肠系膜上动脉，下管通精道者，指肠系膜下动脉。卫总管通两肾之管，指左右肾动脉。卫总管通两胯之管，指左右髂总动脉。与卫总管相连而长的荣总管实指下腔静脉。虽然王清任的认识是错误的，但却清楚地描述了人体动静脉的位置与分布。

②遮食、津门、津管、总提、珑管、出水道：王清任描绘了胃、肝胆、胰、大网膜等的情况，并将其新发现的结构逐一命名，幽门括约肌称为遮食，胆总管、胰管的共同开口称为津门，胆囊管、肝总管、胰管合称为津管，胰腺称为总提，胰腺中间的一管称为珑管，大网膜称为出水道。对于上述组织结构，王清任认为他们是参与饮食代谢的重要组成部分，饮食入胃，精汁由胃出津门，生精生血。水液出津门入珑管，由珑管入出水道，再由出水道入膀胱，化为尿液。食物由胃入小肠，经元气蒸化为粪。

③气府、血府：王清任发现了肠系膜，根据肠系膜血管与消化吸收关系密切，认为其为元气之府，有蒸化之功，故将其称为气府。此外，王清任发现了膈膜处的胸腔积血，认为膈膜低处如池，常存血，故将此处称为血府。

罗定昌引用了《医林改错》中王清任亲自改正脏腑图中的 10 副，分别是：膈膜图、心脏图、血脉管图、肺脏图、肝胆图、胃腑图、气府图、脾脏图、珑管图、膀胱图。同时亦吸收了《医林改错》的一些观点，作为对脏腑功能的诠释。罗定昌对《医林改错》的认识和吸收可大致归纳为：a. 王清任所绘的膀胱图与其所绘之丹字图可互相参照。b. 认同王清任的卫总管、荣总管之说，认为"卫总管下行至尾骨"可作为卫气起于下焦的印证。c. 赞成王清任描述津液代谢的理论，认为此珑管、出水道之说可解释《内经》"上焦如雾，中焦如沤，下焦如渎"的机理。d. 不认同王清任的气府说，认为气府与血府阴阳相配，不应上下相隔，血府在膈后凹处，气府应在膈前空处，即两乳间出宗气之地。

（1）合信之《西医五种》

合信（1816—1873 年），英国传教士，受伦敦会委派于 1839 年首次来华，先后在澳门、香港、广州、上海工作，主持或协助主持医馆事务，1859 年返回英国。合信在华期间，先后译著六部介绍西洋医学或有关的书籍。即 1851 年出版的《全体新论》，1855 年出版的《博物新编》，1857 年出版的《西医略论》和 1858 年出版的《内科新说》《妇婴新说》，另外，尚著有《华英医学辞典》。上述六书，除《华英医学辞典》未见，其他五种流行甚广，通称《西医五种》或《合信五种》。现就各书主要内容介绍如下：

《全体新论》，1851 年（咸丰元年）出版，这部译著是集合当时一些西医书籍、图谱，由在华友人陈修堂协助译述的，故署"同撰"。该书有：身体略论、全身骨体论、面骨论、脊骨胁骨论、手骨论、民骨盘及足骨论、肌肉功用论、脑为全体之主论、眼官部位论、眼官妙用论、耳官妙用论、手鼻口官论、脏腑功用论、血脉管迴血管论、血脉运行论等39论，附图20余幅，是一部主要阐述解剖生理学的书籍。全书不仅详细介绍了人体骨骼部位、脏腑功能，肌肉、脑、五官功用，还介绍了哈维的血液循环学说。

《博物新编》，1855年（咸丰五年）出版，共分三集，初集包括地气论、热论、水质论、光论、电气论五部分。二集包括天文略论、地球论、昼夜论、行星论、四大洲论、地球亦行星论、月轮圆缺论、月蚀定例论等27论。三集包括鸟兽略论、猴类、象类、犀类、虎类论以及论骆驼、胎生鱼论、无翼禽论、涉水鸟等16论。可见，该书内容相当广泛，已涉及近代早期多门科学知识。《博物新编》反映了当时西方科学的新进展，对于我国知识界了解西方科学的事实，是一个重要开端。

《西医略论》，1857年（咸丰七年）出版，署名合信与管茂才同撰，该书分上、中、下三卷。上卷包括医学总论、中西医学论、审证论、药物论、食物论、致病有由论、炎症论、脓疮论、溃疮论、死肉证论、汤火伤论、外伤论等17论。中卷包括骨证论、交节症、折断骨总论、诸骨折断论、脱骨论、头脑伤论、脑部炎证论、脊髓病论、眼症论、耳鼻口舌等症、胸部外伤、肚腹外伤、乳症、小肠庙症、肛门症、溺器症、肾囊症、急救症治、戒鸦片烟瘾论等19论。下卷论药物，包括膏药门、丸药门、药散门、药水门、药酒、药油等六门。上、中卷附有多种割治手术图、骨折治疗图、生理病理手术图、器械图等400余幅。卷下附有婴粟花、兑茶、金鸡纳图等10余幅。此书是对《全体新论》的补充，重在论述常见病之治疗，而于外科手术记载尤详。

《妇婴新说》，1858年（咸丰八年）出版，署名为合信、管茂才同撰。主要内容是论述妇产和儿科治疗医学。全书有总论子宫精珠、总论月经、月经病症、白带证、论妊娠胚胎、论受胎证据、辨行胎法、论男女不生育之故、论半产、论分娩之期、论临产时变证、论胎盘不出、论产后子宫敛缩、论产后腹痛血露、论产前后血崩证、论接生之法、论产后证、论乳、论小儿宜忌、论婴儿出生、论小儿初生时病证、论生牙换牙、麻证论、痘证论、水痘、种痘论等 32 论。附图 41 幅。另附选用方药，包括膏、丸、散、药水、药酒、药油 30 余种。该书论说以解剖生理为基础，将月经、、妊娠、临产、接产、产后各种常见症，小儿初生病症等详尽记述。书的最后部分为种痘论，这是继道光年间邱浩川所著《引痘略》（1829）之后，有关牛痘接种知识的全面介绍。

《内科新说》，1858 年（咸丰八年）出版，此书亦是合信取当时西方医学书籍，通过管茂才的笔记而撰成的，分上、下二卷。上卷有：总论病源及治法、论饮食消化之理、血运行论、医理杂述、炎证论、血证论、水证论、热证论、发黄证论、疟证论、头痛、癫狂、心病证论、肺病证论等 26 论。下卷为东西本草录要，记述西医药剂，包括补剂、补火之剂、小儿暖胃之剂、补喉之剂、补胃之剂、收敛之剂、发表之剂、泻剂、微利之剂、利小便之剂、止痛之剂、去痰之剂、润皮之剂、暖皮之法，去毒气之法等。药物内容方面，除亦取金石草木以及动物药外，已兼有化学类药物，如磺强水。有些用药与中医相似，如用元明粉、茯苓、泽泻治疗小便不利。有些药物的认识与中医不同，如认为黄连味苦为补剂。该书还指出许多中药没有药用，如龙骨、虎骨、犀牛角、羚羊角等动物药及人中黄、金汁、人中白、童便、紫河车等污秽之物，皆不应收入本草。

罗定昌曾读合信医书中的《全体新论》《妇婴新说》二书，在《中西医粹》中采用合信医书中的 16 幅图，即胃腑图、膀胱图、脾脏图、西医正面脏腑部位图、西医背面脏腑部位图、西医膈下脏腑图、西医子宫图、西医脾胃肝肠脉管图、西医胸肋骨图、西医子宫内外全图、西医子宫部位图、西医破边阳物图、西医尻骨盘图、西医男子全体脉管图、西医女子血脉总管图、西医周身血脉管图，并对其医理略作评论，认为：①合信医书详细论述了子宫、输卵管、卵巢、卵子、外肾、精囊的解剖结构和生理功能及受孕怀胎的机理，罗定昌以此对照中医肾脏"男子以藏精，女子以系胞胎"之功能，得出子宫即女子之肾脏,精囊即男子之肾脏的结论,并认为子宫精囊之位与其所绘之丹字图中肾脏命门的位置不谋而合。②西医论人身五脏六腑,耳目手足,详于形体结构,并不本天人合一之理。

四、评述

罗定昌的医易思想有两个明显的特点,即"易学比附"和"参与西学"。罗定昌受易学天人合一宇宙观的影响,在卦气学说的启发下,做易象阴阳脏腑图,以脏腑配属干支、八卦、十二消息卦、月份、节气、六气、十二辰、十二次、二十八星宿等,分做十层进行描述,试图揭示脏腑气化与天地运行合一的规律。与此同时,罗定昌较早地吸纳了医学的解剖知识,认为王清任所绘之膀胱图,合信所绘之膀胱图、子宫图与其所绘的丹字图不谋而合,故引以论述,以期从解剖的角度对其易象阴阳脏腑的部分理论作一辅证。当然,罗定昌引入的大部分解剖知识和易学藏象的关系都不大,罗定昌本着中学为体、西学为用的原则,借用西理以探讨脏腑的实质,体现了西学东渐后中医学者的接受态度。

第四节 《医易一理》:医易比附,纤毫不爽

一、内容概述

湖北医家邵同珍①,深谙易理,精研岐黄,于古稀之年著成《医易一理》,1897年出版。《医易一理》的内容主要可分为两部分:一是医易体系的比附,包括太极两仪四象八卦五脏周身图、太极两仪四象八卦配五脏周身说、

---

① 邵同珍:清代医家,字葆诚,号四九居士,湖北江夏(今武昌)人,先业儒,后兼习岐黄,善以易论医。

太极两仪四象八卦督任呼吸天根月窟配人身图、太极两仪四象八卦督任呼吸天根月窟配人身说等内容；二是人身生理组成的论述，包括周身脑气筋图、脑脏论、心经全体血脉管图、心脏论、气血论等内容。

二、医易思想

邵同珍认为，医易一理，均以太极为本，阴阳为纲。太极之初，混沌一气，清气升为阳，浊气降为阴，阴阳二者为易道之变化，实为医道之纲领，易之阴阳刚柔、动静消长对应医之气血虚实、寒热表里。易之千变万化对应医之千病万态。

邵同珍在"医易一理，贯通比附，不爽纤毫"的认识下，用易象比附人身，用易理阐发医理。他的的医易比附主要有以下两套体系，一套以脾胃为太极，以太极、两仪、四象、八卦比附人身脏腑四肢官窍；一套以中宫为太极，以太极、两仪、四象、八卦、十二消息卦、天根、月窟比附人身中宫、命宫、心、脑等。他指出，以脾胃为太极者，是明其体，言主宰之理，属于先天范畴。以中宫为太极者，是明其用，言流行之气，属于后天范畴。现将两套体系分述如下。

1. 以脾胃为太极的医易比附体系
（见图 14 - 9）

太极：脾土。

两仪：阴仪：肝；阳仪：肺。

四象：太阴：肝；太阳：肺；少阴：心；少阳：肾。

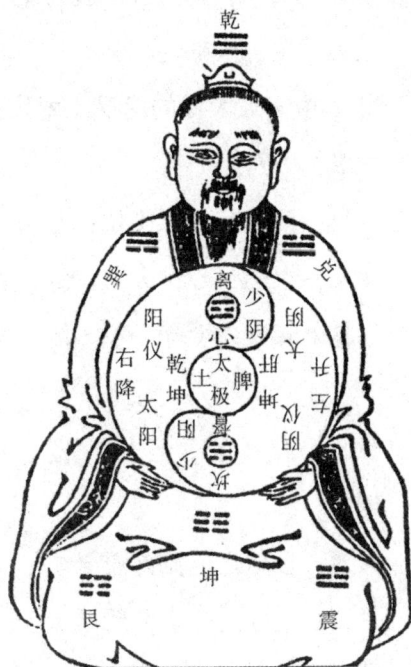

图 4 - 9 太极两仪四象八卦配五脏周身图

八卦：乾：首、肺；坤：腹、肝；

离：目、心；坎：耳、肾；

兑；左手、口；巽：右手、股；

震：左足、足，艮：右足、手。

邵同珍认为脾土居中，为诸脏资生的根本，故为太极。肝木居下为地，其气从左上升，是阳育于阴，故于两仪为阴仪，于四象为太阴。肺金居上为天，其气从右而降，是阴根于阳，故于两仪为阳仪，于四象为太阳。心火居上为日，在肺之中，为灵明之府，是阳中之阴精，故于四象为少阴。肾水居下，在肝之内，为化育之主，是阴中之阳精，故于四象为少阳。此五脏配太极两仪四象之义。

至于八卦配人身，《易经》早有论述，即"乾为首、坤为腹、离为目、坎为耳、兑为口、巽为股、震为足、艮为手"，邵同珍在此基础上又增加了四脏、左右手足与八卦的相配。

2. 以中宫为太极的医易比附体系

太极：中宫。

两仪：阳仪：脑；阴仪：心。

四象：太阴：心；太阳：脑；少阴：耳目口鼻；少阳：命宫。

任脉下降（由上至下）：巽、坎、艮；姤卦、遁卦、否卦、观卦、剥卦、坤卦。

督脉上升（由下至上）：震、离、兑；复卦、临卦、泰卦、大壮卦、夬卦、乾卦。

天根：督脉之尾骶部震卦。

月窟：任脉之唇下部巽卦。

邵同珍认为中宫内藏真火，生气生血，化神生智，无形而生形，故为人身性命之太极。他参合西学脑神经系统和心血管系统之说，绘制周身脑气筋图与全体血脉管图，认为二者皆如树之根干，发于一端，缠绕周身。脑之精气，心之血脉，互相环抱，如果核初生之二瓣，鸟卵之内黄白也，人形从此渐成，脏腑从此渐具，特将脑、心奉为人身阴阳之根底。脑为阳之根，为先天阳精，内灌脏腑，外绕周身，无微不到，不到即无知觉，故在两仪为阳仪，在四象为太阳。心为阴之根，为先天阴精，百体内外一气流通，为人体资生之本，故于两仪为阴仪，于四象为太阴。耳目口鼻居面首，视听言动皆脑气之所发，亦心神之感应，为阳中之阴精，故在四象为少阴。命宫为化育延嗣精聚之所，心气一动，血脉与脑脊之气均到，为施受之本，阴中阳精，故在四象为少阳。

邵同珍以八卦和十二消息卦比附修炼时精气在任督二脉的运行，任脉在人身之前，由上至下对应先天八卦的巽、坎、艮、坤和姤、遁、否、观、剥、坤六消卦，督脉在人身之后，由上至下对应先天八卦的乾、兑、离、震和复、临、泰、大壮、夬、乾六息卦。内丹修炼，人之呼气，精气从督脉之尾骶向上发动，震为动，故督脉下段配以震卦，此即天根之处。人之吸气，精气由任脉之唇下向下入脉，巽为入，故任脉上段配以巽卦，此即月窟之处。精气下行止于任脉下段，艮为止，故任脉下段配以艮卦。邵雍《观物吟》云"乾遇震时观月窟，地逢雷处看天根，天根月窟闲来往，三十六宫都是春"，亦是对此任督小周天循环的隐喻。

综上所述，邵同珍的医易一理主要体现为以太极、两仪、四象、八卦等易学结构比附人身生理结构。他认为医易一理的核心是阴阳造化之理相同，易以阴阳言天地之造化，医以阴阳言人身小天地之造化。

三、思想渊源

1. 易学取象比类的思想

《周易·系辞》曰"易之为书也，广大悉备，有天道焉，有人道焉，有地道焉"，又曰"书不尽言，言不尽意……圣人立象以尽意，设卦以尽情伪"，可见，《周易》之卦象包罗万象，虽未言医，医亦在其中，均可贯通比附。

《周易·说卦》最早将人体部位与八卦对应，"乾为首，坤为腹，震为足，巽为股，坎为耳，离为目，艮为手，兑为口"。这一说法对后世医家影响深远，可谓开医易比附之先河。此后，越来越多的医家应用取象比类的方法，以易象比附人身生理结构。

《灵枢·九宫八风》将八风与八卦对应，又言八风分别内舍于心、脾、肺、小肠、肾、大肠、肝、胃八个脏器，后世医家据此推断脏腑与八卦亦相应，金代名医刘完素就直言"九宫上应天之九星，下应地之九野，九野应人之九脏耳"。但并未详细列举。

明代张景岳对易卦、卦爻与人体的对应关系的论述，甚为明确和具体。他在《类经附翼·医易义》中将六阴爻、六阳爻与脏腑一一对应，指出："以藏象言之，则自初六至上六为阴为脏，初六次命门，六二次肾，六三次肝，六四次脾，六五次心，上六次肺；初九至上九为阳为腑，初九当膀胱，九二当大肠，九三当小肠，九四当胆，九五当胃，上九当三焦。知乎此，而脏腑之阴阳，内景之高下，象在其中矣。"

清末唐容川在《医易通说·人身八卦》中，不仅以中医理论详尽论证了《说卦传》中八卦和人体部位的配应说，还将卦象的对应关系扩展至相应脏腑，如论述坎为耳时，亦提出肾开窍于耳，肾亦属坎水，论述离为目时，亦言离配心火，心神昼出于目。

邵同珍亦深明此理，认为易言太极、两仪、四象、八卦、乾道变化各正性命，人身脏腑经脉、肢体官窍均可比附说明，故从先天为体、后天为用两个角度将人身配属于易象，形成两套医易比附的体系。

2. 丹道思想的渗透

邵同珍在自序中言，"辄取周邵诸子参同契诸道书，及各医家著述，旁参互证，始于脏腑疑团涣然冰释，而后知医之理即易之理"。可见，丹道思想也是医易一理思想的渊源之一。

东汉魏伯阳的《周易参同契》，融合周易、黄老、炉火三家之学，统摄内外丹，被称做"万古丹经王"。《周易参同契》为内丹思想确立了根本性的原则，营建了修炼的基本框架，为丹道的鼻祖。唐末五代内丹进入成熟期，第一次向人们系统阐述道教内丹思想的是钟离权和吕洞宾，内丹理论由此定型。此后，道教内丹思想便广泛流传开来，由于"性命修炼"的不同侧重，逐渐形成"东南西北中"五个派别。北宋张伯端著《悟真篇》，开创内丹南宗一脉，主张"先命后性"；宋金王重阳创立全真教，为丹道北宗，主张"先性后命"；元代李道纯中和南北二宗，主张"修中和"，为中派；明代陆西星，主张"阴阳双修"，为东派；清代李西月主张"性九命四"，为西派。

内丹吸收了易学、道家、阴阳五行、神仙方术、医学等学说，进行性命的修炼，性指心神，命指精气，旨在炼精化气、炼气化神、炼神还虚，最终达到与道合一、宇宙同体、物我同化的境界。内丹模拟制造外丹的方式在体内修炼丹药，以丹田为鼎炉，上丹田为鼎、下丹田为炉；以精气神为药物；以神的运用为火，以运火退火的时刻和数度为候。为了确认阴阳消长的程度与周期，内丹家又借用易经八卦、十二消息卦的卦象变化作为规范。内丹炼精化气的阶段是将"药物"从督脉尾闾穴上升至上丹田再入任脉下降至下丹田，完成小周天的运转，是"小周天工夫"。炼气化神是"大周天工夫"。炼神还虚是"无为工夫"。

邵同珍吸取了内丹思想，主要体现在"以中宫为太极的医易比附体系"中。①以中宫为太极：中宫为内丹术语，是内丹修炼的意守之处，为水火交媾之所，元阳真气接合之地。邵同珍亦言中宫为"金鼎玉炉，内藏真火，化精化体，生气生血，化神生智"，故借此术语以形容人身之太极。②以督脉上升、任脉下降配八卦、消息卦：内丹用八卦、十二消息卦以表征"丹药"在任督二脉运行的程度与状态，指导火候的把握与运用。邵同珍将此照搬以示医易比附之用。此外，邵同珍还汲取内丹精气神之说，认为"元阳为中宫无形之火，以生以化神机，又名元气。元阴为中宫无形之水，以长以化立化育，又名元精。元精元气即生化精气之元神。生气通天，唯赖乎此"。他强调，君子善养生，应顾护元精元气，莫以后天劳欲伐及先天，损及元神。

3. 西医解剖生理的渗透

西方医学是在古希腊、古罗马医学的基础上，伴随自然科学的进步不断发展起来的，至18世纪已经建立了较完整的解剖学、生理学、病理学、药理学等体系。鸦片战争以后，随着一系列不平等条约的签订，西方医学通过建医院、办学校、翻译书刊等途径开始大规模传入中国。英国传教士医生合信编译的《全体新论》（1851年）是近代第一部关于西方解剖学和生理学的专书，对中国医学界产生了很大的影响。他随后翻译的《西医略论》（1857年）、《内科新说》（1857年）、《妇婴新说》（1858年）、《博物新编》（1859年）也都广为流传。

《医易一理》成书于光绪二十三年（1897年），书中大量引用西医解剖生理的内容以阐发脏腑功能，明显受到西方医学的影响，但与当时"中体西用"的主流思想一致，邵同珍将西医对人体的认识纳入中医的体系中，仍用中医思维来架构人身功能模型。最明显的例子就是，虽然引用西医的人体脑气筋图和人体血脉管图，接受了大脑脊髓、周身血管的知识，却运用取类比象的易学思维，由脑与心互以分支网络全身之象，认为二者均有根生万物之能，故以阴仪阳仪为喻，并推论其在人体的化生过程"天以一生水，地以六成之，为五行之最先，故万物初生，其先皆水，胎卵未成，犹水也，凡人之有身系二五之精妙，合而凝，其凝之在上者，为脑，其凝之在下者，为心"，二者如"果核初生之二瓣，鸟卵之内黄白也，人形从此渐成，脏腑从此渐具"。

四、评述

邵同珍认为造化之理全在阴阳，医以阴阳为纲，易以道阴阳，故医易一理，贯通比附，纤毫不差。因此，邵同珍的医易思想主要体现为以太极、两仪、四象、八卦等易学结构比附人身生理结构。虽然思路不错，但这样力求一一对应的比附难免有牵强之处。

值得一提的是，尽管邵同珍没有意识到医、易在思维方式上的相通之处，却在不自觉地运用象思维发挥中医学理，其提出的脑、心为人身阴阳之根的观点就是象思维的运用结果。

第五节 《医易通说》：从易学角度全面解读医学理论

一、内容概述

文医兼通的唐容川于1892年完成了《医易通说》的撰写，为近代医易会通领域增添了一部不可多得的佳著。《医易通说》分为上、下两卷，上卷以太极、两仪、四象、先天八卦、天干、地支、花甲等易学基本概念为切入点，从易学、天文的角度对医学理论进行发挥，下卷主要以后天八卦、八卦方位、重卦、辟卦、互卦、序卦、杂卦等较为复杂的易学概念和易理入手，阐明人身诸象的医学原理。

二、医易思想

唐容川以易学基本概念和易学基本数理阐发中医理论，引征易理广而精，论述医理博而深，充分体现了医易会通的内涵。

1. 以易学的基本概念阐发医理

易学的基本概念主要有太极、两仪、四象、先天八卦、后天八卦、六十四卦（重卦）、三百八十四爻。对于这些概念之间的关系，唐容川认为太极为天地未分之先的一团浑然元气，由太极生出两仪，有阴有阳，由两仪生出四象，阴中有阳、阳中有阴，由四象生出先天八卦，此八样气化以化成天地，天地往来，又将先天八卦之气，变为后天八卦之运，进而物相杂，卦相荡，合为六十四卦，三百八十四爻，尽变化而生万物。

基于以上认识，唐容川在论述医理的时候也遵循了这样的次序，他以太极两仪论述人身阴阳根本，以先后天八卦论述人体基本结构、生理功能以及中药的性味功效，以六十四重卦论述人体复杂的生理现象并以互卦的关系提示治疗思路，以爻位类比人身部位和中药的有效部位。

（1）太极、两仪——阐明人身之阴阳根本

唐容川将太极、两仪看作人身生成化育之根本，并引《内经》之文作为理论依据。《内经·生气通天论》曰："自古通天者生之本，本于阴阳""阴者，藏精而起亟也；阳者，卫外而为固也"，唐容川认为此"起亟"二字，是起于根源之义，"亟"即古太极之"极"，故《内经》此言乃人身阴阳互根，起于太极之义。

人之太极即人之初胎，如唐容川所述"人之初胎，一月为胚，只浑然一团，是为生人之太极"。

人之两仪即人之阴阳，唐容川对此论述颇精，"谨按人身，由一阴一阳生出三阴三阳。三阴又分手足六经，含于坤之六爻；三阳亦分手足六经，合于乾之六爻。故人身一小天地，而天地只一阴阳"。

（2）八卦——阐明人身之生理、药物之性味

以八卦取象对应人身部位：《易经·说卦》以八卦配人身，"乾为首，坤为腹，震为足，巽为股，坎为耳，离为目，艮为手，兑为口"。唐容川认为此

"近取诸身"之说实为《医易通说》之根源，能将此发明，则医道思过半矣，故详论如下：

乾为首，乾卦特征有二，一为天，一为阳。人之首亦如此：①首居人身最上，故法天，且鼻窍呼吸天气，故与天相通。太阳经象天，全包人身，而头如天顶，为太阳经所总司，故伤寒太阳病先言脉浮，次言头痛，且用药多升散。②三阳经皆聚于头，故头面阳气充盈，独不畏寒。

坤为腹坤为土，唐容川所言的腹为腹中油网，此油网，生连于外，包筋连皮为肌肉，属于脾，故亦为土。大枣、甘草、热粥，乃填补腹中油膜之物，而桂枝汤用以解肌，正说明肌肉是由腹中油网外达所成。

震为足，震卦一阳在下，以象人身阳气自下而生，对此，唐容川以方证治疗为例进行说明。他指出仲景治下利清谷、手足厥冷的少阴经证，用四逆汤、白通汤，皆以附子为主，以生足下之阳，而白通加猪胆汁人尿汤，尤合震卦二阴在上一阳存下之旨。此外，震阳在人身即为魂气，黄坤载以天魂汤温养下焦，亦应此理。

巽为股，巽卦阴生于下，阳应于上，唐容川以厥阴肝经配之。肝主血脉，股内尤属血分。肝主筋，筋之大者下行于股，故凡股胫焦削肿痛，皆属肝经。

坎为耳，耳外空而内含阳气，是坎中满之象。耳之中心有薄翳一层，包裹阳气，为听宫。耳窍外通，若有声响击动空气，则耳内薄翳应之，故能辨音。若耳内薄翳戳破，则一点阳气外散，坎之中爻见夺，不能辨声音。坎卦配肾，耳为肾之窍，治疗方面，若气虚耳鸣，则宜补肾气，以复坎中之爻。若阴虚阳动耳鸣，则宜滋肾阴，以助两阴爻之封蛰。若少阳经风火壅塞耳鸣，则须清火以还其阴爻。

离为目，目内含阴精而阳光外发，合于离卦之象。唐容川从治疗和病机两方面进行论证。治疗方面，眼科多主退火，是抑离阳之太过之义。病机方面，离卦配心火，目闭则离火内敛不用，若离火妄动，则目用于内，睡中多梦。

艮为手，震阳在下配足，艮为震之覆卦，故艮阳在上配手。唐容川认为震阳是地下有雷声，一阳来复之阳，故属下焦而主足，艮阳是春阳出于地，冒土而出之阳也，故属胃经，入胃处达于手。小儿胃中有食积则手心热，即是明验。

兑为口，兑为泽，主津液，而口之为用，亦全在津液。以方证之，则时方甘露饮，治口干舌燥，是益兑上爻之阴也；霍乱口干，理中汤加人参、花粉，是合于兑卦之全体。

以先后天八卦生成次序阐述人体发育：唐容川以先天八卦之序类比胎儿的生长发育，以后天六子之说类比男女后天发育。

先天八卦之序为乾一兑二、离三震四、巽五坎六、艮七坤八。唐容川认为胎儿发育，第一月只是一点元阳之气，以应乾一。第二月气化液，以应兑二，主泽液。第三月气泽化热，以应离三。第四月振振而动，以应震四。第五月子随母气有呼吸，以应巽五。第六月胎水始盛，以应坎六。第七月子之肠胃已具，以应艮七，主中土。第八月肌肉皆成，以应坤八，形体俱全。不仅如此，胎儿脏腑形体的生成次序亦符合先天卦序，胎儿先生头，为乾一；次生肺，为兑二；次生心，为离三；次生肝、胆，为震四、巽五；次生肾，为坎六；次生肠胃，为艮七；次生肌肉，为坤八。

后天八卦，源于乾坤生六子之说。乾为父，坤为母，兑卦阴爻在上为少女，离卦阴爻在中为中女，巽卦阴爻在下为长女。艮卦阳爻在上为少男，坎卦阳爻在中为中男，震卦阳爻在下为长男。唐容川认为《内经》所论男女的后天生长发育正合此阴阳消长次序。少女少男实应兑、艮二卦，兑在后天配七数，艮在后天配八数，故女子发育从七数起，以七为节，男子发育从八数起，以八为节。

女子，七岁至十四岁为少女，应兑卦。十四岁，天癸气在脑内，以象兑卦阴爻在上，天癸至，阴气下交于心，月事乃下，则兑变为离，故十四岁至二十八岁，应离卦，为中女。二十八岁至四十二岁，阴血全归于阴，则离变为巽，应巽卦，为长女。四十二岁后，阴血渐衰，至四十九岁，女血尽，则巽变为乾，不能有子。

男子，八岁至十六岁为少男，应艮卦。十六岁，天癸至，艮之阳爻由上入中，则艮变为坎，故十六岁至三十二岁，应坎卦，为中男。三十二岁至四十八岁，阳气全归于下，坎变为震，应震卦，为长男。四十八岁后至六十四岁，男精已竭，则震变为坤，不能有子。

以先后天八卦方位提示用药：唐容川认为位分八方，物生其间，各秉方位之卦气，故从卦气的角度分析物性，更为深刻。

以先天八卦的方位而言，南乾北坤，东离西坎，位居四正。东南兑，西南巽，东北震，西北艮，位居四隅。唐容川以鹿和麋二物为例加以说明，颇为形象。鹿，秉先天坤震之气，震居东北，故鹿茸以关东者为佳。坤震相合为复卦，鹿秉此气，故当冬至一阳生，复卦值月之时，鹿解角而生茸，可补阴中之阳气。麋，秉先天乾巽之气。先天巽居西南，故麋茸以云南吐蕃者为佳。乾巽相合，为姤卦，麋秉此气，故当夏至一阴生，姤卦值月之时，麋角解而生茸，可补阳中之阴血。

以后天八卦的方位而言，南离北坎，东震西兑，位居四正。东南巽，西南坤，东北艮，西北乾，位居四隅。唐容川以卦气言药性，列举如下：阳起石生于泰山，秉震气，故能上升；枫、柿色赤有膏泽，秉兑泽之气，故产于山西、陕西等处者佳；人参秉北方坎水之阳而补气；朱砂秉南方离火之阴而补血。

以先天八卦变为后天八卦阐述人体生理：先天坎卦在西方，变为后天兑卦。人身下焦阳气蒸化坎水，水气上升，遇肺金之冷而凝，化为津液，出于口，此人身坎水化兑泽之象。

先天离卦在南方，变为后天震卦。离火为电，遇雨成雷，故必阳火与阴水搏击，方成震雷，人身胆木，是阴中之阳，故配震卦。凡人郁冒、振战、冲逆诸病，亦是人身之震气。

先天坤卦，变为后天坎卦。在人身，坤为脾土，主膏油；坎为肾水，主水精。五谷之液入肾化精，即人身之坤化坎。

先天乾卦，变为后天离卦。乾阳得阴乃变为离，人身心火，必赖肾水相交，阳中得阴，方为离体。

先天兑卦，变为后天巽卦。人身之呼吸像风，必肺中泽液下调，而后呼吸静息，是兑变为巽。

先天巽卦，变为后天坤卦。人身肝木配巽，主周身之膜，脾土配坤，主周身之膏油。膜上生膏油，即是巽变为坤之象。

先天震卦，变为后天艮卦。人身胆配震木，胃配艮土。西医言胆汁入胃化谷，中医言木能疏土，李东垣补中益气汤用柴胡、升麻达木气以扶中土，皆合震变为艮之旨。

先天艮卦，变为后天乾卦。在人身，脑为乾，胃为艮。西医言脑筋多系于胃，中医言胃络上通于脑。是艮变为乾之义。

（3）重卦——说明人身复杂生理现象与治疗、药物

生理现象：唐容川以晋卦和明夷卦阐发人身醒寐之理，颇合病机。晋卦，上火下地，是日出地上之象。唐容川认为人之阳气上出双目以视物，为醒，为晋卦之象。若梦魇、欲醒不得，是其关窍为阴所掩，晋卦上爻阳变阴，反成雷地豫卦，必用通关散吹鼻，使冷气从嚏喷出，上爻阴转阳，成火地晋卦，乃得苏醒。

明夷卦，上地下火，是日入地平之象。唐容川认为人之双目闭合，昏昧不明之状，正合此卦，为寐。若欲睡不得，必呵欠而后能睡者，是其胸腹中有热气未出，梗于中，不能成地火明夷，反成泽火革之象，兑为口，必将热

气从口中吐出，革上之兑卦变回坤卦，乃成地火明夷，是以得睡。

处方原则：《易经》中任意一个六爻卦，均可分为四个三爻卦，除一至三爻的下卦、四至六爻的上卦以外，二至四爻、三至五爻，也可各成一卦，谓之互卦。如离卦，互巽卦、兑卦，以示火含风象、火需泽润之义。可见，互卦可体现事物内部的复杂关系，充分表达其内涵。唐容川认为药分君臣，为卦之正体，兼有佐使，为卦之互体，提倡"医家配合方药，当仿互体之义"。如仲景麻黄汤，用桂枝、麻黄达太阳，杏仁利肺经，而必兼甘草以调和其间；小青龙汤桂枝、细辛、麻黄、生姜散寒也，而五味、白芍相斡旋。医者按证处方，必先定其本脏，然后兼求互体，则得其宜。

药物：以六爻卦言药物之性，是唐容川论药的一大特色，试举例如下：①水泽为节卦：蒲生水泽中，故其根九节。节卦下互震，震主升，上互艮，艮主降，故节有引水上升、引泽下降二用。②风水为涣卦：浮萍，叶色绿，禀巽风之气，生于水面，秉坎水之气，其象风水，故能治风行水。鸡头芡实，叶面有刺，亦感风气，根生水中，亦感水气，为治风利水之良药。

（4）爻位——阐明药物的作用部位

《易经》六十四卦，每卦六爻，从下至上，初、二、三、四、五、六（上），各据其位。唐容川创造性地将爻位对应人身及药物，借以阐明中草药的入药部位与其在人体的作用部位及功效的对应关系。

唐容川将人身对应六个爻位：足至膝为初爻，膝至股为二爻，小腹至脐为三爻，脐至膈为四爻，膈至胸项为五爻，项至头顶为上爻。同理，将药物对应六个爻位：根为初爻，梗为二爻，茎为三爻，枝为四爻，叶为五爻，花实为上爻。

唐容川认为，药性的升降浮沉，全赖爻位的上下高低。牛膝之根下行入土甚深，应卦之初爻，故可下达人之初爻足胫。续断是草根，入土不深，当应二三爻，故能治膝腿腰股病。厚朴是树身之皮，应三四爻，故能理中焦之气。荆芥穗、旋覆花、薄荷叶、金银花、白菊花，皆系草之颠末，应第六爻，故治头目诸疾。

2. 以易学的基本数理阐发医理

（1）河图（图 4 - 10）

唐容川从北宋刘牧之说，以九数图为河图。他认为阳数象天，阴数象地。天数起于三，顺时针方向左旋，地数起于二，逆时针方向右转。此天地相合之数，为万物之根本。唐容川本河图之数理阐发《内经》中医理，主要见于三处：①左耳目明于右，右手足强于左：《内经》曰："右耳目不如左明也，左手足不如右强也。"河

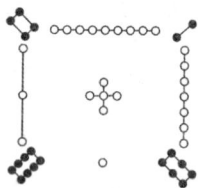

图 4 - 10　河图

图所示，天左旋，地右转。应之于人，耳目象天，左为阳，阳者其精并于上，上盛而下虚，故耳目聪明而手足不便也。手足象地，右为阴，阴者其精并于下，下盛而上虚，故手足便而耳目不聪明。②九野为九脏：《素问·六节藏象论》曰："九分为九野，九野为九脏，故形脏四，神脏五。"以九类分，正合河图之数。③女子七七，男子八八：《素问·上古天真论》有"女子七岁更齿，二七而天癸至，男子八岁更齿，二八而天癸至"之说。以河图之数配后天八卦，则兑数七，艮数八。少女属兑卦，故得七数，少男属艮卦，故得八数。

（2）洛书（图 4 - 11）

唐容川以十数图为洛书，认为此"洛书"可反映五行生成。洛书中，奇数属天，偶数属地。天左行五步，地亦右行五步，二五媾精，生成水火木金土，故名五行。"中五"为临制四方之太极，故五行必得五数乃能成，可见物物各有一太极。中医本洛书之理，以五行学说作为其构建理论体系的基石之一，对此，唐容川以

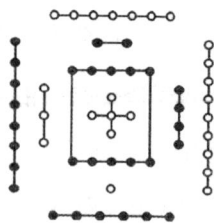

图 4 - 11　洛书

《内经》的藏象理论和人赋五行的理论为例加以论述。①藏象理论：《素问·阴阳应象大论》曰："东方生风，风生木，木生酸，酸生肝，肝生筋，在色为苍，在音为角，在声为呼，在变动为握，在窍为目，在志为怒，其畜鸡，其谷麦，其数八，其臭臊。"由此可知，藏象理论将人体五脏与五方、五气、五味、五体、五色、五音、五窍、五志及五谷、五畜、洛书数相联系，按五行归类，构建了天人合一的模式，正合洛书天地生五行、五行类万物之旨。②人禀赋五行，各有偏性：五伦五常之性，本于五行，出于五脏。仁者木之性，出于肝；义者金之性，出于肺；礼者火之性，出于心；智者水之性，出于肾；信者土之性，出于脾。五方之民，皆秉天地之五行，故各具本性，性各有偏。

（3）天干

天干，即甲、乙、丙、丁、戊、己、庚、辛、壬、癸，在中医理论中，十天干的作用主要有二，一是纪五行，一是纪五运。

天干纪五行：唐容川根据东汉《尚书纬·考灵曜》之言，认为天有五道，分为五色：一曰黄道，居中央，以戊己配之；二曰赤道，居南方，以丙丁配之；三曰白道，居西方，以庚辛配之；四曰黑道，居北方，以壬癸配之；五曰青道，居东方，以甲乙配之。大桡就此天之五道，分布十干，以纪天之五行。基于此认识，唐容川将天干理解为天之纬度，与十二地支所示的天之经度相对而言。

唐容川提出天有五道之色而万物应之，故中医理论将五色配五脏：青当肝，赤当心，黄当脾，白当肺，黑当肾；配筋骨：青当筋，赤当脉，黄当肉，白当皮，黑当骨。

唐容川认为"十干统五行"的思想，集中反映在《素问·脏气法时论》中。此篇论脏与时日的关系，曰："肝主春，足厥阴少阳主治，其日甲乙；心主夏……手少阴太阳主治，其日丙丁。"论脏之疾病转归与时日的关系，曰：

"肝病者，愈于丙丁，加于庚辛，持于壬癸，起于甲乙；心病者，愈于戊己，加于壬癸，持于甲乙，起于丙丁。"《脏气法时论》充分体现了"人秉五行之气而生，与天之五行生死相关"的理念，对此，唐容川强调"为医者不可不知"。

天干纪五运：

天干各有本气，是为五行，天干所合化者，是为五运。天干纪五运，即甲己之年为土运，乙庚之年为金运，丙辛之年为水运，丁壬之年为木运，戊癸之年为火运。《素问·五运行大论》以"五气经天"的理论来解释此中缘由，曰："丹天之气，经于牛女戊分，黅天之气经于心尾箕分，苍天之气经于危室柳鬼，素天之气经于亢氐昴毕，玄天之气，经于张翼娄胃。所谓戊己分者，奎璧角轸，则天地之门户也。"后人据此绘制了五气经天图。

对于五气经天的理论，唐容川的探究更为深入。为何甲己之年，经于心尾箕的是黅天之气，而不是其他颜色的气？唐容川参照王冰注所引的《遁甲》之说，做了详细的阐发。《遁甲》言五运皆起于角轸，即地户。故甲己之岁，气起角轸，角属辰，轸属巳，甲己之岁以丙为寅月之干，故行至辰则月干为戊，至巳则月干为己，戊己属土，故为土运。其他诸运，以此类推。

基于以上认识，唐容川进一步阐发了运与气的关系，他认为运与气主管天地之门户，体现于角轸、奎璧。以甲己之年为例，丙为寅位之干，故角轸所在的辰巳之位对应的天干为戊己，奎璧所在的戌亥对应的天干为甲乙，戊己为土，甲乙为木，因此《素问》曰：土运之下，风气承之。其他仿此。此即《内经》"亢则害，承乃制，相反所以为功"之缘由。

（4）地支

十二地支，也称十二辰，辰有日月合宿之义。唐容川认为十二地支源于日月一年相会十二次，故以此相合次数划分三百六十度之天，为天之经度。

对冲化六气：《内经》以十二地支的对冲合化言司天六气："子午之岁，上见少阴。丑未之岁，上见太阴。寅申之岁，上见少阳。卯酉之岁，上见阳明。辰戌之岁，上见太阳。巳亥之岁，上见厥阴。"唐容川认为人居天地之间，禀杂合之气以生，故人亦有六气，以生十二经，上应天之十二辰。唐容川称赞《伤寒论》以六经括病，是明人体六经气化之理，为千古不易之法。

针对地支对冲化六气的理论，唐容川做了深入的研究，并将其用以阐明人体脏腑的生理功能及相互间联系。

巳亥对冲，合化为厥阴风气：唐容川以木、枝叶、花为喻，描绘肝木上交心包的过程，借此阐明巳亥化风之义。他称亥为水之阴，居北方水位以养木之根荄，人身之肝木得养则生发，风气四散，上交于巳，巳为火之阳，属心包络，是肝系上连所生，如木之枝叶，包络包心，如叶以承花。可见，肝夹肾水之阴气的上连心包过程，即是亥交于巳，化为风气的过程，故经曰："厥阴之上，风气治之。"正因于此，凡中风病，多入于心包。

子午对冲，合化少阴热气：对于此理，唐容川以夏季之热和咸盐之热为其例证。夏季，日光下灼，水气上腾，二者相交，则化为热，故盛夏之时，亢热至极。又如咸盐，是海水熬晒而成，乃子水与午火合化之物，其性本热，故多食则发渴。

丑未对冲，合化为太阴湿气：唐容川认为在心包与肺之间有一块黄色膏油，即是未土。肺附此油而生，故肺亦配太阴经。未土下连脾脏，生出腹中之板油网油，即是丑土。消化饮食全赖膏油，膏油者，最为润湿，故称太阴湿土，此即丑未合化为太阴湿气之理。

寅申对冲，合化为少阳火气：唐容川以寅申配属脏腑：胆色青，属寅木；三焦主周身膜隔，膜色白，属申金。在人身，三焦根于命门，引命门之阳气上附于胆木则化为火，同配少阳经。故寅申合化，"少阳之上，火气治之"。

卯酉对冲，合化为阳明燥气：大肠属酉金，已成公认，胃配卯木，实为唐容川之创见。对此，唐容川引易理作解释，胃在后天八卦为艮土，而后天艮卦是由先天震卦所变，故胃禀先天震木之性，与胆相通，胆汁入胃可助其化谷。验之方药，补中益气汤以柴胡升胃中清气，苍术得土木之间气而能燥胃，均是以胃配卯之义。胃受水谷，至大肠尽成干粪，此即是卯酉化燥之证。

辰戌对冲，合化为太阳寒气：在人身，辰属小肠，戌属膀胱。小肠宣通心阳，本性为火，其膜与水道相通，膀胱寒水之腑，以寒济热，则小肠之阳不至暴亢，故曰小肠下合膀胱而化为寒气。唐容川强调此以寒济热之理，在人身表现甚多，不可不知。如张口呵之则热气出，是上焦太阳之气也；撮口吹之则寒气出，是下焦寒水之气。冬则皮肤热，太阳卫外也；夏则皮肤冷，寒气济热也。

地支六合：地支六合之说，由来已久，即子丑合土，寅亥合木，卯戌合火，辰酉合金，巳申合水，午未合日月。唐容川承前人之说，认为六合是斗建与日躔相合。正月建寅，日月会于亥，故寅与亥合，其他五合以此类推。斗柄所指为地右转之方位，日月所会为天左旋之方位，故六合乃天地之合，司天地之气化。

唐容川从天体气化的角度，对六合之说提出了新的见解，他将天体椭圆之形，自下而上，层累剖分，则子丑最下，为地。寅卯附地，故为木。木上生火，故卯戌为火。午未最上为天。巳申承天之气，故为金。金下生水，故辰酉为水。

地支三合：木生于亥，壮于卯，死于未，故亥卯未会木局；火生于寅，壮于午，死于戌，故寅午戌会火局；金生于巳，壮于酉，死于丑，故巳酉丑会金局；水生于申，壮于子，死于辰，故申子辰会水局。唐容川认为《素问·六微旨大论》的岁气会同之说，即是此义。如"甲子之岁，初之气，天气始于水下一刻，谓子初初刻为冬至，乙丑之岁，天气始于二十六刻，谓卯初初刻……戊辰之岁，天气复始于一刻，亦以子初为冬至节，申岁亦然"，故申子辰岁气会同，其他仿此。

（5）五运六气

唐容川强调十二地支所主之六气在上司天，十天干所合之五运在下运行，十干与十二支相错，故五运与六气相叠。若木运遇风木司天，是为太过。若木运遇燥金司天，木受金克，是为不及。六气与五运不相胜负，是为平和。

三、思想渊源

1. 易之象

《周易·系辞》："见乃谓之象，形乃谓之器""圣人立象以尽意，设卦以尽情伪"，通过"近取诸身，远取诸物"，将宇宙万物以卦象的形式表述，以此来"类万物""通神明"。

象可大致分为符号之象和事物之象两类，易学中的符号之象主要指阴阳爻组成的卦象及河图、洛书、太极图等，事物之象则是符号之象所象征、比拟的事物，如《易经·说卦》中言，乾为天，为圜，为君，为父，为玉，为金，为寒，为冰，为大赤，为良马，为老马，为瘠马，为驳马，为木果。坤为地，为母，为布，为釜，为吝啬，为均，为子母牛，为大舆，为文，为众，为柄。

《易经》眼中的世界是关系的世界，任何一种事物都是在相对关系中确定自身的存在和性质的，如果关系消亡，事物也就不存在了。《易经》以阴阳表示事物的相对关系，以符号之象表示阴阳关系的变化规律和稳定状态，根据事物之象与符号之象的对应关系，就可以将宇宙万事万物囊括其符号系统中进行分析、推衍。

中医的人体观与《易经》的世界观一脉相承，中医以阴阳五行作为符号之象，表示人体脏腑经络四肢百骸的相互关系和基本状态，根据事物之象与阴阳五行的对应关系，将种种与人体有关的象，囊括于五行藏象系统进行病机分析和病情推衍。

《易经》以阴阳分八卦，以八卦类万物。中医以阴阳括五行，以五行类藏象。分类虽异，实质相同，二者之间没有实际的界限，故八卦亦有五行属性，五行亦可分配八卦。中医以五行类别藏象，只不过是因为五行之间的相生相克更容易阐发脏腑功能的相辅相成。

唐容川深谙这种取象比类的思维模式，打破五行藏象的规则，以卦象来表征人体的种种现象及药象，以易理揭示其内在机制。举例如下：①以先天八卦之序言胎儿发育：第一月只是一点元阳之气，以应乾一。第二月气又化液，以应兑二，主泽液。第三月气泽合化为热，以应离三。②以卦象言睡眠之理：人之醒睡合于晋与明夷。晋卦，日出地平，阳气上升之象。人身之阳气上出眼目以视物，故为醒。明夷卦，日入地平，不明而晦之象，人气应之，目合不明，故为睡。③以卦爻象言药性：水泽为节卦，蒲生水泽中，故其根九节。竹虽不生水泽之中，实秉水泽之气，故竹多节。节卦下互震，上升之义；上互艮，下降之义，故节有引水上升、引泽下降二用。

2. 易之数

易数包括八卦次序数、河图数、洛书数、干支数等。易数不是实测的、定量的数，而是表象的、定性的数，实际上是一种特殊的象。它的功能不是数学中的数量运算，而是以"位"和"序"的变化来体现阴阳消长的关系，表述天地的气化，即所谓"气数两全"。因此可以说易数是用来表征自然规律的特殊易象，是形式化、简约化的易象。

唐容川敏锐地体察出易数的特性，认为干支相配，可写尽天地气数，使气化纤毫毕现。人在天地气交之中，禀天地之气而生，是天地气化的产物。因此，唐容川坚信"以干支配气运，合脏腑，诊治百病，无一不验"。

3. 象数模型

郑玄认为《易经》有三易，简易、变易、不易，实际上在说，宇宙万象虽复杂多变，却有其恒定的演变规律，而易学就是将这种规律用简单的方式模拟表达出来的一种学问。为了模拟表达这种宇宙大规律，易学构建了许多宇宙模型，如河图、洛书、太极图、八卦、花甲子，中医学则构建了五运六气模型，现择要叙述如下。

（1）河图、洛书（图4－12）

河图、洛书的名称最早见于《尚书·顾命》："大玉、夷玉、天球、河图在东序。"宋以前古籍文献对河图、洛书的认识不一，有玉石宝物、祥瑞、八卦九畴、谶纬图书、上古地图等多种说法，但均未说明或记载其具体图式。至宋代，道教学家、易学家开始将河图、洛书认定为十数、九数黑白点图。此二图相传为宋初道教大师陈抟所传，北宋时期对十数、九数谁为河图谁为洛书存在争议，南宋朱熹认为十数图为河图、九数图为洛书，并载之于《周易本义》卷首，成为后世普遍权威的说法。

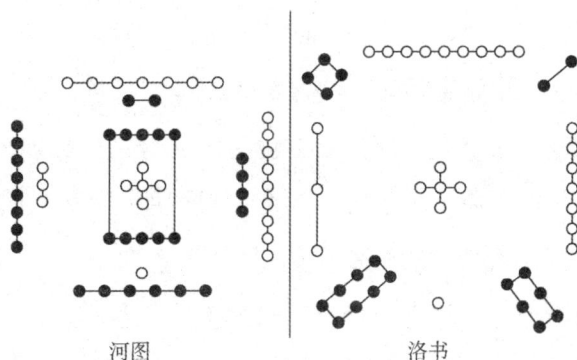

河图   洛书

图4－12 河图、洛书

黑白点的十数图、九数图虽然在宋代才定名为河图、洛书，但十数、九数的排列形式早在先秦就已出现。

十数河图（图4-13），源自五行生成数图。五行数的观念源于《尚书·洪范》："一曰水，二曰火，三曰木，四曰金，五曰土。"五行和五数、四时、五方的配属形成于春秋战国时期。西汉刘歆在前人的基础上，提出了五行生成数："天以一生水，地以二生火，天以三生木，地以四生金，天以五生

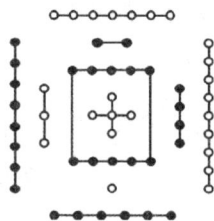

图4-13 十数河图

土。五位皆以五而合，而阴阳易位，故曰妃以五成。然则水之大数六，火七，木八，金九，土十。"（《汉书·五行志》）东汉郑玄进一步为五行生成数加上了方位，"天一生水于北，地二生火于南，天三生木于东，地四生金于西，天五生土于中"。这样就构成了一个完整的宇宙数理模型。

十数河图，是古人对宇宙气化规律认识的一种描述。图中，奇数为阳，偶数为阴，阳为天，阴为地。阳数起于一从北起顺时针方向渐增，称天左旋，阴数起于二从南起顺时针方向渐增，称地右转。

天地自古以来就包涵时间和空间两个概念，古人早就认为时空是一体的，并将无限的时间和空间命名为宇宙。因此，天旋地转则分别出五个不同的时空，天地之气在这五个时空运行，则为五行。

天地之气在五个时空中交感运行，化生出五行之气，即天一地六成水于北方、冬令；天三地八成木于东方、春令；天七地二成火于南方、夏令；天九地四成金于西方，秋令；天五地十成土于中方、四季。

土生万物，阳加土则能与阴化合，阴加土亦能与阳化合。阴阳化合所生之五行禀阴阳二气，但比例不同。如水，阳一阴六，阳从阴化，故水属阴。木，阳三阴八，阴多阳少，故木为阴中之阳。火，阴二阳七，阴从阳化，故火为阳。金，阴四阳九，阳多阴少，故金为阳中之阴。

唐容川亦将此图认作五行生成的根源，认为天左行五步、地右行五步，二五媾精，生成金木水火土，故名五行，五行括尽天地之气化。唐容川以冬至、立春、春分、夏至、立秋为节点，依此图天阳地阴之数阐发各时令之象的缘由，如夏至，天行正南，合于天七成火，故烈日当空，而地行正北，合于天一生水，故洪水盛涨。可见，唐容川已将此图看作宇宙气化模型，用以揭示天地气化规律。正因如此，唐容川亦将禀天地之气而生的人与物归入其中，分别其五行之性，进而阐发其各自的特性。如大象鼻子极长，鼻准属脾，为土旺之象，故大象禀土性，主信义。人亦如此，五方之人，禀五行之性，厚薄不同，性各有偏。

九数洛书，源自明堂、九宫学说。明堂是西周时期政教合一的宫廷建筑，是天子祭祀祖宗和天帝、颁布法令、处理政事的地方。据《礼记·月令》记载，天子春天三月居东边青阳三室，夏天三月居南边明堂三室，秋天居西边总章三室，冬天居北边玄堂三室。另每季抽出十八天，居中央太庙太室。《大戴礼记·明堂》始将九室配以九个数目："明堂者古已有也，凡九室。九室之制，二九四，七五三，六一八。"这个数字组合称为九宫算。（明堂格局见图4－14所示）

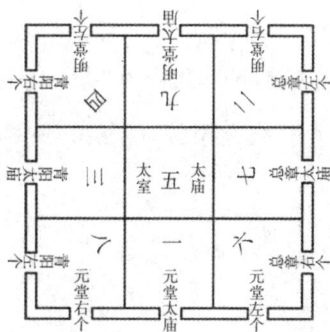

图4－14 明堂九室格局

汉代易学家将九宫数与八卦相配，《易纬·乾凿度》就详细介绍了太一行九宫的位数变化。太一行九宫的次序即始于坎宫一，按一到九的顺序，终于离宫九。太一行九宫数（见图4－15）与宋以后所说的洛书数完全相同，可见后世所说的洛书指的就是九宫数图①。

---

① 张其成：《易图探秘》，中国书店，1999年。

巽 四	离 九	阴 根 于 午	坤 二
震 三	中 五	行 中 央 关 还 息	兑 七
艮 八	坎 一	阳 根 于 子	乾 六

图 4 - 15　太一行九宫数

《灵枢·九宫八风》也记载了太一游九宫之说，将九宫与八卦、八风、八节、八方相配（见图 4 - 16）。

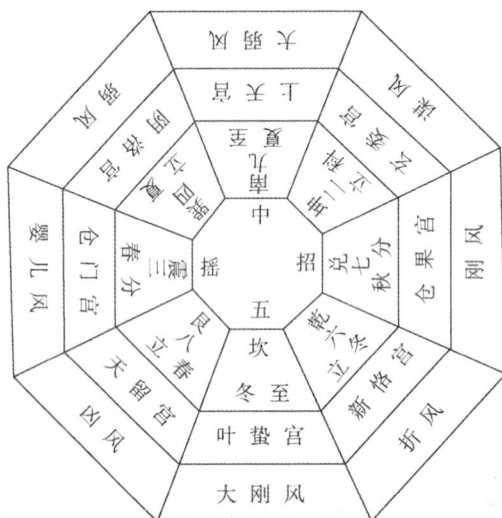

图 4 - 16　九宫八风图

九数宇宙模型至迟在西汉初年就已经基本定型（见图 4 - 17）。洛书中奇数为阳，象征天道运行，阳气从北方气按顺时针方向旋转，至东方阳气渐增，至南方阳气极盛，至西方阳气渐衰。偶数为阴，象征地道运行，阴气起于西南，按逆时针方向旋转，至东南阴气渐增，至东北阴气极盛，至西北阴气渐衰。中央为五，致使纵横斜三数相合皆为十五，体现了中土调和，万物平衡的状态。

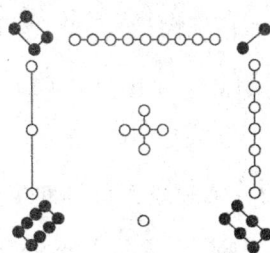

图4－17　九数宇宙模型

阳数是以三相乘而得，天以圆周360度计，故乘以三以为圆周。阴数是以二相乘而得，地以平方计，故乘以二以为地周，正合《易·说卦》"参天两地而倚数"之说。图中阳数表示五行之气中阳气成分的消息盈虚，阴数表示五行中阴气成分的消息盈虚。

洛书奇数在四正，偶数在四隅，一六为冬，三八为春，四九为夏，二七为秋，以奇数统偶数，顺时针运转，体现了阳主阴从的规律，五行之气内含阴阳，均以阳为主导，推动气的运行。

唐容川以此图为天地旋转生成昼夜的模型，认为阳数为天光之数，阴数为地热之数。东方日出时，天有三分光，故东方阳数三，地承日光在西南，地有二分热，故西南阴数二。辰时，日临中五，天有五分光，故中央为阳数五，地承日光在东南，地有四分热，故东南阴数四。其他方位之数亦仿此。唐容川以昼夜天光地热之说诠释洛书的数理模型，可谓匠心独到。

（2）五运六气

五运六气模型以阴阳五行理论为基础，以干支符号为演绎工具，来模拟表达宇宙气化的周期性规律。其基本原理是地之阴阳木火土金水（五运）和天之阴阳风寒暑湿燥火（六气），上下相召，五六相合，周纪天地，使天地之气呈现周期性变化（见图4－18）。五运六气的一个大周期为60年，其中嵌套着5、6、10、12、30年多种调制周期。

①模型框架五运六气的专篇论述首见于《素问》的运气七篇大论，即《天元纪大论》《五运行大论》《六微旨大论》《气交变大论》《五常政大论》

《六元正纪大论》和《至真要大论》。

五运，是由木、火、土、金、水命名的五种气候，可表示不同年份全年整体的气候，也可表示一年中顺时流转的五个季节，还可表示一年中平均划分的五个时段，分别叫做中运（大运）、主运、客运。

中运是根据当年的年干确定的，出自《素问·天元纪大论》的十干统五运理论，"甲己之岁，土运统之；乙庚之岁，金运统之；丙辛之岁，水运统之；丁壬之岁，木运统之；戊癸之岁，火运统之"。十干统运是由观测天象"五气经天"而来。《素问·五运行大论》曰："丹天之气经于牛女戊分，黅天之气经于心尾箕分，苍天之气经于危室柳鬼，素天之气经于亢氐昴毕，玄天之气经于张翼娄胃。所谓戊己分者，奎壁角轸，则天地之门户也。"如图10所示，牛女二星在癸位，丹天之气经于牛女戊分即丹天之气经于戊癸，故戊癸统火运，以此类推。当相应的天干值年时，会出现相关天象的改变，该年的气候也呈现出对应的特异性变化，对生存于天地气交之分的自然界万物带来不同的影响。

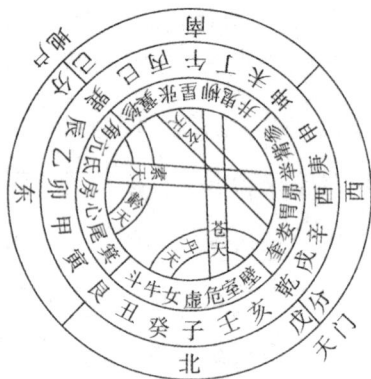

图 4 - 18　五气经天图

主运，主持一年五季的正常气候，每运时间为七十三日零五刻对应一季，按春季木运、夏季火运、长夏土运、秋季金运、冬季水运的次序流转，年年如此。

客运，反映一年五季中气候的异常变化，每运也是七十三天零五刻，因十年之内每个季节的异常气候年年不同，如客之往来，故称客运。它是按照值年的年干推算的，每年均以值年的中运作为客运的初运，然后按五行相生的次序顺推。

六气，指风、热、火、湿、燥、寒六种气候，因属天之阴阳变化，分别配属三阴三阳，故以厥阴风木、少阴君火、少阳相火、太阴湿土、阳明燥金、太阳寒水为名。即《素问·天元纪大论》所谓"寒暑燥湿风火，天之阴阳也，三阴三阳上奉之""厥阴之上，风气主之；少阴之上，热气主之；太阴之上，湿气主之；少阳之上，相火主之；阳明之上，燥气主之；太阳之上，寒气主之"。六气可表示不同年份的全年整体的气候，也可表示一年中顺时流转的六个时节，还可表示一年中平均划分的六个时段，分别叫做司天（上半年）、在泉（下半年）、主气、客气。

司天、在泉，是一对对应概念，一阴（厥阴）、一阳（少阳），二阴（少阴）、二阳（少阳），三阴（太阴）三阳（太阳）上下相对。司天在泉是根据当年的年支来确定的，出自《素问·天元纪大论》的十二地支化六气理论，"子午之岁，上见少阴；丑未之岁，上见太阴；寅申之岁，上见少阳；卯酉之岁，上见阳明；辰戌之岁，上见太阳；巳亥之岁，上见厥阴"。即年支是子午之年，少阴君火司天，以此类推。司天已定，则在泉可对应得出。

主气，表示一年六个时节的正常气候。由大寒节开始，每四个节气对应一步气，按二十四节气的顺序流转，年年如此，固定不移。

客气，表示一年六个时段的异常气候，每个时段的长度与主气相同，也是六十日零八十七刻半，因六年内每个时段的气候年年不同，如客之往来，故称客气。客气按一阴、二阴、三阴、一阳、二阳、三阳首尾相续的次序流转，每年第三步客气与司天相同，第六步客气与在泉相同，以此推算。

②天文背景

宇宙客观存在着日月五星，它们的运行对地球气候的变化有着重要的影响，五运六气的实质是从更广阔的时空观研究气候的变化规律及其对人体的影响，其天文背景就是日月五星的运行。

古人主要通过白天"立竿测影"和夜晚观测"北极、北斗、二十八宿"两种途径来认识天体的运行，如《素问·六节藏象论》载："立端于始，表正于中，推余于终，而天度毕矣。"《史记·天官书》云："斗为帝车，运于中央，临制四方，分阴阳，建四时，均五行，移节度，定诸纪，皆系斗。"通过长期的实践和测量，先人们逐渐建立了成熟的天文观测系统，即天球赤道坐标系统，用以标示日月五星运行，进而制定历法，敬授民时。

天球赤道坐标系统把环绕地球的太空设定为天球，以地球为球心，以与地球赤道相平行的二十八宿为圆形天道，以将二十八宿所标示360度等分的十二辰为划分时间的坐标，用来标示天球上日月星辰的运行度数。天球以南、北两天极为轴心旋转，众星全都移动，唯独北天极对应的北极星固守不移。这一体系所认知的时空背景是"极为枢纽，时乘十二"。十二即十二辰，原为一年中日月合宿的次数，后用作时间划分的坐标。一年的十二月、一日的十二时，都是以"极"为中心对二十八宿的十二等分，也是对天球赤道360度的十二等分。《灵枢·卫气行》也记载了："岁有十二月，日有十二辰，子午为经，卯酉为纬。天周二十八宿，而一面七星，四七二十八星。房昂为纬，虚张为经。"（天球示意图见图4－19）

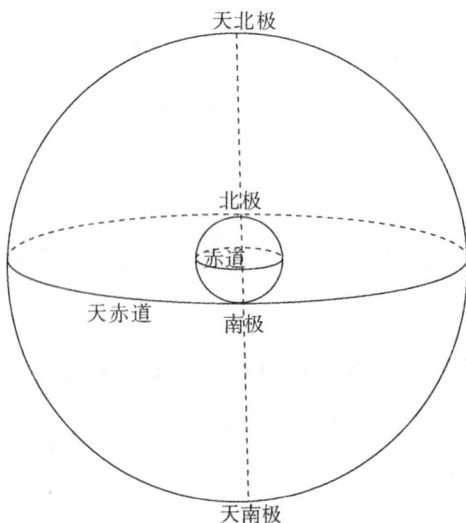

图4－19　天球示意图

③推演工具

五运六气以干支甲子为推衍工具，正如《素问·六微旨大论》所言："天气始于甲，地气始于子，甲子相合，命曰岁立，谨候其时，气可与期。"

天干是甲、乙、丙、丁、戊、己、庚、辛、壬、癸，地支是子、丑、寅、卯、辰、巳、午、未、申、酉、戌、亥，十天干和十二地支依次两两相配，构成 60 种干支组合，即"六十甲子"，是古人用以纪年、纪月、纪日、纪时的符号体系。干支纪法，由来已久，相传始于黄帝时期。先秦典籍《世本》载"容成作历，大桡作甲子，二人皆黄帝之臣，盖自黄帝以来，始用甲子纪日，每六十日而甲子一周"，汉代蔡邕《月令章句》："大桡采五行之情，占斗机所建，始作甲乙以名日，谓之干，作子丑以名月，谓之支，有事于天则用日，有事于地则用月，阴阳之别，故又干支名也。"

干支纪日：就目前史料而言，干支纪日的方法可追溯到殷商时代。从甲骨文刻辞可知商代自武丁时就以干支纪日了，但有时只纪天干，不记地支。有历史文献可查的是鲁隐公三年（公元前 720 年）2 月己巳日起至清代皇帝宣统五年（公元 1991 年）共 2600 年纪日的历史，从未间断或错乱。

干支纪月：目前史学界认为，春秋时代开始以十二支纪月，称月建。即正月为寅、二月为卯、三月为辰、四月为巳、五月为午、六月为未、七月为申、八月为酉、九月为戌、十月为亥、十一月为子、十二月为丑。之后逐渐形成了干支相配的纪月方法，60 个月循环一周。遇农历闰月时，以交节时刻为界限，在交节以前归上月干支，交节以后属下月干支。

干支纪年：一般认为在西汉初年，干支纪年就开始使用了，但现有文献可查是东汉建武三十年（公元 58 年）有甲子纪年的记载，六十甲子，周而复始，至今不废。

干支纪时：殷商武丁时，把一昼夜分为 8 段，祖甲时分为 10 段。周代把一昼夜分为 12 段：日出、食时、隅中、中日、日昃、哺食、日入、黄昏、人定、夜半、鸡鸣、平旦。汉太初始以十二辰代 12 段：卯（日出）、辰（食时）、巳（隅中）、午（中日）、未（日昃）、申（哺时）、酉（日入）、戌（黄昏）、亥（人定）、子（夜半）、丑（鸡鸣）、寅（平旦）。唐代开始以十二辰时对应十天干相配，形成干支纪时法，每 5 天一周，循环往复。

④构建原理

五运六气学说建立在天干化运和地支化气两个基本原理上，以此为公式对每年的天地气化进行推衍。

十天干化五运，即甲己化土运，乙庚化金运，丙辛化水运，丁壬化木运，戊癸化火运。清以前历代医家对此中缘由言之甚少，唯张景岳在《类经图翼·运气》中提出自己的见解，他认为十干化运，就是以每年正月建寅的五行属性推求出来的。"甲己之岁，正月首建丙寅，丙者火之阳，火生土，故甲己为土运。乙庚之岁，正月首建戊寅，戊者土之阳，土生金，故乙庚为金运。丙辛之岁，正月首建庚寅，庚者金之阳，金生水，故丙辛为水运。丁壬之岁，正月首建壬寅，壬者水之阳，水生木，故丁壬为木运。戊癸之岁，正月首建甲寅，甲者木之阳，木生火，故戊癸为火运。"

十二地支合化六气，即子午合化少阴君火，丑未合化太阴湿土，寅申合化少阳相火，卯酉合化阳明燥金，辰戌合化太阳寒水，巳亥合化厥阴风木。张景岳在《类经图翼·运气》对此有一番解释："厥阴所以司于巳亥者，以厥阴属木，木生于亥，故正化于亥，对化于巳也。少阴所以司于子午者，以少阴为君火，当正南离位，故正化于午，对化于子也。太阴所以司于丑未者，以太阴属土居中，王于西南未宫，故正化于未，对化于丑也。少阳所以司于寅申者，以少阳属相火，位卑于君，火生于寅，故正化于寅，对化于申也。阳明所以司于卯酉者，以阳明属金，酉为西方金位，故正化于酉，对化于卯也。"张景岳认为天以三阴三阳行令，地以正化对化应之。正化司化令之实，对化司化令之虚，然而他的"正化对化"之说，亦有牵强之处，如论辰戌化太阳寒水，"太阳所以司于辰戌者，太阳为水，辰戌属土，然水行土中而戌居西北，为水渐王乡，是以洪范五行以戌属水，故正化于戌，对化于辰也"。

五运六气是古人凭借其对宇宙运化规律的认识构造的又一宇宙气化模型。此模型以日月星辰的运行为依据，以干支为推衍工具，反映天地阴阳的盈虚消长，进而标示生命运动的节律。

唐容川对五运六气模型的认识颇为深刻，主要体现以下几个方面：①天文背景方面：古人建立天球赤道坐标系统观测天体的运行，唐容川认为天有五道，大桡就此分布十干，以纪天之五行，首次将十天干认作天球的纬度，十二地支认作天球的经度，利用经纬的概念解释了干支在天球上的标示意义。②推衍工具方面：唐容川坚信干支关乎气化，实为"气数"。明确提出干支的真正意义不在于纪年月，而在于标示气化的度数，以纪化生之用。③构建原理方面：唐容川参照《遁甲》之说解释天干化运之理，认为五运皆起于角轸二宿，而角轸位属辰巳，故以每年寅月的月干推至辰巳之月，所得即是起运之月干，此月干的五行即是当年之运。如甲己之岁以丙为寅月之干，故至辰则月干为戊，至巳则月干为己，戊己属土，故此二年为土运。④人体气化方面：《素问·宝命全形论》曰"人以天地之气生，四时之法成"，唐容川利用运气模型比附人身，阐发人体脏腑的气化功能。这种以天地气化论人体气化的思维，充分体现了中医天人合一的思想。

四、评述

纵观唐容川的医易思想，无论是以太极、八卦等易学概念还是以河图数、洛书数等易学数理阐发医理，实际上都是在应用易学象数思维解构中医理论。中医体系自古以来就是应用这种象数思维建立和完善的，藏象学说、经络学说、运气学说均可看作基于天人合一理念而建立的象数模型。医易会通的交点就是象数模型的思维方式，唐容川从易学象数思维的角度重新解读中医理论，可谓独具慧眼。不仅如此，由于易学和医学均是天人合一思想的产物，其理论的构建均来源于对天道的认识，为了从源头把握医易的交点，唐容川甚至深入到五运六气、天干地支的天文背景方面进行探讨，发前人所未发，实属难得。

第六节　《群经见智录》：医易同源，源于天运

一、内容概述

恽铁樵的《群经见智录》出版于1922年，全书共分三卷。卷一主要论述《内经》与《易经》的实质，包括《内经》的发源、《内经》的总纲、《易经》的基础、《内经》与《易经》的关系、甲子的研究等内容。卷二主要论述医案及医理，包括扁鹊医案、仓公医案、《内经》与《伤寒论》的互证、标本中气的研究等内容。卷三主要针对余云岫的《灵素商兑》，著《灵素商兑之可商》，明辨《内经》中各概念的真实所指、阴阳五行的确切内涵，有力地驳斥了余氏草率的观点。

二、医易思想

1. 医易同源，源于天运

恽铁樵精研《内经》，认为《素问·玉版论要》中"揆度奇恒，道在于一，神转不回，回则不转，乃失其机"为《内经》全书的关键。病为奇，不病为恒，转为恒，回为奇，奇恒回转，可为《内经》之总纲。而奇恒之道在于"一"，故"一"又为总纲之总纲。此"一"为何？恽铁樵明确指出，"一"即是天，即所谓"善言人者，必有验于天"，《易经》言天道，备天地造化之理，故《内经》与《易经》，其源相同，皆源于"天"，欲明《内经》

之道，非求之于《易经》不可。

《易经·系辞》曰："易有太极，是生两仪。两仪生四象。四象生八卦。八卦定吉凶，吉凶生大业。是故法象莫大乎天地。变通莫大乎四时。悬象著明莫大乎日月。"又曰："易与天地准，故能弥纶天地之道。"可见，易以阴阳的消长变化说明天地运行之道，昼夜往来、四时流转，均不出阴阳变化的范围。

《易经》以阴阳言天，实则言天地人三才之道，故易之阴阳能断人之吉凶。同理，医以五行甲子言天，实则亦包括天地人在内，故医之五行甲子能言人之生老病死。

恽铁樵从《易经》中悟出此天人合一之道，认为天之五行为春、夏、长夏、秋、冬，地之五行应木、火、土、金、水，人之五行应肝、心、脾、肺、肾，故从天地四时的角度重新阐发了脏腑五行的实质，具体如下。

①五脏为四时的五脏：天地有四时寒暑，然后有生物。人为四时之产物，又资四时之气味以生，故与四时息息相通，人身气血之运行自然以四时为法则。因此，人之五脏为四时的五脏，禀四时五行之气，有木火土金水之性。

②所谓五行相生，实本于季节的交替。如木生火，即春尽夏来，夏从春生。火生土，即夏尽长夏来，长夏从夏生。以此类推。春主生，实拜冬日秘藏之赐。夏主长，实拜春日发陈之赐。秋主收，实拜夏日长养之赐。冬主藏，实拜秋日成实之赐，故曰相生。

③所谓五行相克，实本于节令失宜，即春行秋令、夏行冬令、长夏行春令、秋行夏令、冬行长夏之令。若春行冬令，为至而未至，春行夏令，为未至而至。未至而至为有余，至而未至为不足，虽亦为节令不正，但相对于秋令肃杀之气对春令萌达之气的损伤，危害较轻，故不以克言，其他三时之克与此类同。

④顺时为生逆时为病：人身脏腑，皆以四时为法则，顺四时者不病，逆

四时者病。顺应四时，则自身脏腑之气，与天地运行之气，合而为一，则不病。与四时相逆，或因四时之异常气候，或因饮食男女之不节，背于四时，或因喜怒哀乐乱脏腑顺时之序，不幸犯所不胜之时序，则病甚，正气不支，至于不胜之时日则死。圣人知之，故为无为、乐恬淡、顺时以养生。

需要指出的是，恽铁樵既然提到医以五行甲子言天，自然对五运六气之说也有一定的研究。一般认为，物候每五日一变化，节气每十五日一更换，故五日为一候，三候为一气，积六气为一时，积四时成一岁，得三百六十日为一年。但他指出，此非实际一年，而是一气候年。地球绕日一周，得三百六十五日又四分之一，月球绕地球一周，得二十九日又二分日之一。地绕日一周，较气候年约多五日，月绕地十二次，较气候年约少六日。日五而月六，有此参差，气候因而不齐。《素问·天元纪大论》云："所以欲知天地之阴阳者，应天之气，动而不息，五岁而右迁；应地之气，静而守位，六期而环会。"故以五六之数，所以齐不齐之气候。虽然运气学说亦言天道，但恽铁樵在构建天人气化模型时只以四时论人身脏腑，并未涉及五运六气。对此，恽铁樵解释为"四时气候源于天运，各年不齐之气候亦由于天运，五运六气之本质与四时大同小异"。

2. 四时气化模型

四时配五脏之理，出于《内经》。如《素问·六节藏象论》曰："心者，生之本……为阳中之太阳，通于夏气。肺者，气之本……为阳中之少阴，通于秋气。肾者，主蛰，封藏之本……为阴中之太阴，通于冬气。肝者，罢极之本……此为阴中之少阳，通于春气。"据此，肝应少阳春生，心应太阳夏长，肺应少阴秋收，肾应太阴冬藏，形成人与自然相应的四时五脏观念。

恽铁樵据此进一步提出，五脏非血肉解剖的五脏，而是四时气化的五脏，即肝为春，心为夏，脾为长夏，肺为秋，肾为冬。因四时之气为春风、夏热、长夏湿、秋燥、冬寒，故五脏之性为肝风、心热、脾湿、肺燥、肾寒。因四时之序，春生物授之夏，夏长物授之秋，秋成物授之冬，冬藏物以待春之再生。故肝授气于心，心授气于脾，脾授气于肺，肺授气于肾，肾授气于肝。

四时配十二经：人有五脏六腑十二经脉，故恽铁樵的四时气化模型，不仅包括五脏，还包括十二经。如其所言："十二经亦配四时，于是有标本气化。天有六气，三阴三阳上奉之。六气在天，十二经在人。""标本中气当从天运来，天运者，四时阴阳也"。这里的标本气化实指人之六经，手足共十二经，即厥阴风木、少阳相火、少阴君火、太阴湿土、阳明燥金、太阳寒水。恽铁樵对六经的认识，亦源于天，"人身生老病死之变化，以天地之生长化收藏为法则也。生老病死，言其大者耳。其实无时不变化，无刻不变化。此种变化，虽是血肉，却不能谓之血肉。无以名之，名之曰气，故有经气。经气者，人之有常经者也。天有六元，故人有六经"。

三、思想渊源

1.《易经》的"天人合一"观

《易经》的"天人合一"观可从以下三个问题入手进行解读。

天人为什么合一？《周易》认为太极是天地的根源，天地是万物的根源，人是天地万物的产物。《周易·序卦》曰："有天地然后有万物，有万物然后有男女。"可知，人是自然界的产物，天成之，地养之，同时也是自然的一部分，禀受天地之气，此即天人合一之缘由。

天人合一的实质是什么？人禀天地之气而化生，人的活动规律自然与天地运行规律具有同一性和整体性。故《周易·文言》说："夫大人者，与天地合其德，与日月合其明，与四时合其序，与鬼神合其吉凶，先天而天弗违，后天而奉天时。"这种同一性和整体性的规律，既是天道、地道，也是人道。天地之道必在人道中得到反映，人道也必然可在天地之道中找到根据，这就是《周易》所表达的天人合一观念。此处的"天"实指"天地","一"实指宇宙共同的规律。

天人合一的意义是什么？《周易》"天人合一"观念的意义在于如何趋吉避凶，人与天合则吉，人与天违则凶。这一点可从《周易》的《大象传》中看出来，《大象传》将六十四卦的卦象均看作八卦之象的上下组合，以此自然之象教化君子之言行，言行顺应此自然之象即为吉，反之则凶。如乾卦上下皆为乾，故《象》曰："天行健，君子以自强不息。"晋卦上离下坤，故《象》曰："明出地上，晋。君子以自昭明德。"

《内经》的理论也是在"天人合一"的观念下构建起来的。《素问·宝命全形论》曰"人以天地之气生，四时之法成"，亦言人为天地所生。《素问·离合真邪论》曰"天有宿度，地有经水，人有经脉。天地温和则经水安静，天寒地冻则经水凝泣，天暑地热则经水沸溢，卒风暴起则经水波涌而陇起。夫邪之入于脉也，寒则血凝泣，暑则气淖泽，虚邪因而入客，亦如经水之得风也"，亦形象地表明了自然规律与人体规律的同一性。至于天人合一的现实意义，在《内经》中体现为顺天则生、逆天则病的养生观与疾病观。此种论述比比皆是，如《素问·四气调神大论》就不仅详细论述了人的作息如何与四时相应，还明确指出："阴阳四时者，万物之终始也，生死之本也，逆之则灾害生，从之则苛疾不起，是谓得道。"

恽铁樵精研《内经》，并参研《易经》，始悟二书同源，源于天人合一的道理，故得出"五脏为四时的五脏，脏腑为气化的脏腑"这一精辟结论。恽铁樵据此天人合一之理，构建了人身四时气化模型，进而阐发脏腑寒热燥湿之性、相生相克之理及疾病生成之因等医学理论。

2.《周易》言天地人之道，备万物之理

《周易》是圣人仰观天文、俯察地理、远取诸物、近取诸身所做，目的是通神明之德，类万物之情。故《周易》一书包罗万象，总括了天地人的一切道理而无所遗漏。正如《周易·系辞》所言："易之为书，广大悉备。有天道焉，有人道焉，有地道焉，兼三才而两之，故六。""易与天地准，故能弥纶天地之道。仰以观于天文，俯以察于地理，是故知幽明之故。原始反终，故知死生之说。精气为物，游魂为变，是故知鬼神之情状……范围天地之化而不过，曲成万物而不遗。"

恽铁樵本《周易》"类万象"之理，将其用以比附医理，提出几点吻合之处：①《周易》中剥卦之极，则一阳来复，即《内经》所谓"寒极生热、热极生寒""阳胜阴负、阴胜阳负"者也。②《周易》中坎为水，中一画为阳；离为火，中一画为阴，即《内经》标本中气之理。《内经》标本中气，凡阳经必以阴经为中见，阴经必以阳经为中见。例如，少阴之中见为太阳，厥阴之中见为少阳，所谓"阳中有阴、阴中有阳"者也。③《周易·乾卦》之初九，"潜龙勿用"，为阳气潜藏，上九亢龙有悔，则其道穷，即《内经》"亢则害，乘乃制，制则生化"之理。

四、评述

恽铁樵明确提出"医易同源，其源在天"的观点。医易同源之说在明代就已经成为议论的焦点，有源于太极、源于阴阳等说法，恽铁樵则明确提出《易经》与《内经》其源相同，皆源于天。同时，恽铁樵也对这个"天"的内涵做了说明，即天之阴阳四时。他直言"五运六气之本质与四时大同小异"，并未深入探讨五运六气的内容。正因如此，在解释甲子干支理论时出现了难以自圆其说的局面。

恽铁樵以"阴阳四时之天"为立论依据，重申《内经》"四时五脏"的人体气化模型，明白畅晓地揭示了中医理论体系的精神实质，率先迎接了反中医势力的挑战，有力地回击了当时种种攻击中医理论的谬误。但也应该看到，恽铁樵强调的"四时五脏"的人体气化模型虽然直白简单，容易服众，却有一定的局限性，仅适用于五脏系统，由于没有引入五运六气的理念，导致六气系统阐发不清。

第七节　《脏腑通》：以易理阐发脏腑相通之理

一、内容概述

四川名医何仲皋①曾主持成都中医学堂，他以词牌《西江月》的格律写成《脏腑通》，作为授课讲义，使学生能够朗朗上口，易于接受。《脏腑通》以《易经》为理论依据，阐发了人体脏腑功能相互影响的各种关系，包括三个部分，即脏与脏相通、脏与腑相通和腑与腑相通。

二、医易思想

1. 八卦配脏腑

明代张景岳云："是以易之为书，一言一字皆藏医学之指南，一象一爻皆寓尊生之心鉴。易具医之理，医得易之用。"易对中医藏象学说的影响尤深。藏象学说，即是依据《周易》"拟诸其形容，象其物宜"的立象以尽意来揭示脏腑内在生理病理的本质。

何仲皋效法先人，运用《周易》这种取象比类的方法来进一步阐明藏象学说中各脏腑之间的内在作用机制。在何仲皋的医易体系中，脏象与易象的对应关系是：心为离火、肾为坎水、肝为震雷、胆为巽木、大肠为乾金、肺为泽水、胃为艮山。他利用易象以阐明脏腑关系体现在心与肝、心与肾、肝

---

① 何仲皋：1908 年前后，周孝怀任成都巡警道期间，在下莲池巡警学校内举办了成都中医学堂，何仲皋为主持者，办校不久清王朝被推翻，该校亦随之停办，何氏因病去逝，其遗作有《脏腑通》《内经注》《伤寒注》等。

与肺、肝与肾、心与大肠、肝与胃、肺与胃、大肠与胆这八对脏腑中，这里既有脏与脏的关系，也有脏与腑、腑与腑的关系。何仲皋在阐述这些关系时，主要运用了三种表达方式。

①将脏腑的关系外化为某种自然景象。以心肝为例，何仲皋描述为"离火在天为电，震雷引以为鞭。心怒遽动将军官，气结胁间不散。"将心与肝的关系类比为电与雷的关系，心肝火怒，气结不散的状态被表达为雷电交加之象，可谓形象贴切，很容易理解记忆，又如将肝与肺的"肝脉贯膈注肺"描述为"雷从秋令收声"、将心与大肠的关系描述为"乾道天行甚健，离火为日为天"的天转日旋之象，皆是如此。至于肝肾，何仲皋叙述为"肝木生于肾水，三冬雷在地间。先王至日且闭关，阳气还须内敛"。不仅将肝肾看作水生木之象、冬日地中涵雷之象，还以地中涵雷之象对应地雷复卦，引用"至日闭关"的卦辞，阐明肝肾阳气应内敛，不应外泄的道理。

②以阴阳爻的卦象作为说理的工具。如在阐述肝与胃的关系时，说道"肝经在卦为震，三爻一阳二阴。仰盂变作覆碗形，直犯阳明胃分"。肝为震卦，胃属艮卦，震卦二阴在上、一阳在下，像上端开口的钵盂，艮卦二阴在下、一阳在上，像倒扣的碗，二者互为上下颠倒的覆卦，关系密切，故何仲皋以此来说明肝与胃在功能交流上的密切程度。

③以八卦的方位看待二者关系。如对于大肠与胆，何仲皋指出"东南巽木为胆，西北乾金大肠。后天八卦列两旁，气化一升一降"，认为胆与大肠位置相对，共司气机升降。

2. 天干配脏腑

何仲皋用天干配五行和天干合化的理论阐述脏腑之间的关系，可谓独辟蹊径。天干配五行：甲乙木、丙丁火、戊己土、庚辛金、壬癸水。天干合化五运：甲己化土、乙庚化金、丙辛化水、丁壬化木、戊癸化火。

①天干五行论脏腑：何仲皋在论述心与小肠、心与胃、肾与膀胱这三对

脏腑关系的时候，均用各自对应的天干五行的关系进行类比。如论心与小肠，"天干丙丁一气，心与小肠相通。火脏火腑应雌雄，表里相为体用"，由于心为丙，小肠为丁，丙丁的五行属性均为火，故心与小肠均禀火性，一气相通，互为表里。论述心与胃，"心脏原居胃上，二阳之病发心。天干丁戊气相生，胃降心火自顺"，由于心为丁火，胃为戊土，火能生土，故土气可以顺势疏导过亢的心火下降。论肾与膀胱，"肾与膀胱表里，壬癸一气相通。寒热标本遂错综，是以在里骨通"，由于肾为壬水，膀胱为癸水，故二者一气相贯，功能上互相连属。

②天干合化五运论脏腑：在论述非互为表里的脏腑时，何仲皋大量使用这种方式进行关系类比，这些脏腑分别是心与膀胱、肝与小肠、肺与小肠、肾与胃、肾与小肠。以心与膀胱为例，"膀胱原属卫外，其气不异日光。心为阳中之太阳，丁壬化木可想"，心为丁，膀胱为壬，丁壬化木，故心与膀胱关系密切。其他如肺与小肠属丙辛合化、肾与胃属戊癸合化，皆是此理。此外，他还以天干合化后的五运属性重新定义脏腑的内在性质，从而与其他脏腑发生关联，如论肝与小肠时，曰："天干丙辛化水，肝脏赖以滋生。小肠火腑液病成，筋逐由之而劲"，可以看出，由于小肠为丙，可以化水，水能生木，故小肠正常则肝木得以滋养，小肠火旺则肝木燥急，筋脉抽动。再如论肾与小肠时，"肾与小肠相近，化源出于丙辛。肾热小肠热亦盛，小便因而难治"，同样由于小肠可丙辛合化为水，具有水性，故与肾水性质相近，一损俱损，在病情互相影响。

3. 以易学名词论脏腑机理

何仲皋以太极、无极、河图、卦爻辞阐发脏腑关系，为脏腑功能的连属寻找理论依据。如论脾肾，曰"肾阳能生脾土，脾输水谷添精。太极本从无极生，先后二天同运"，即是以太极言后天之本的脾脏，以无极言先天之本的肾脏，因无极生太极，故二脏共主化运。在论心胆的关系时，则引用了卦辞作为理论依据，"胆腑内藏心火，其气上通于心。心神不足胆便惊，先庚三日在巽"。巽卦的九五爻的爻辞中有"先庚三日，后庚三日，吉"之语，先庚三日即为丁日，何仲皋据此认为巽与丁有关系，而巽为胆木，丁为心火，故二者之间亦存在一定的联系，心神不足胆便惊即是明证。

四、思想渊源

1. 脏腑别通

"脏腑别通"又称"脏腑通治"，共论述了心与胆、肝与大肠、脾与小肠、肺与膀胱、肾与三焦五种脏腑关系，首见于明·李梴的《医学入门》，该书注明此论引自《脏腑穿凿论》。清·唐容川的《医学精义》亦有提及，并附有较为详细的应用发挥，大要是"心与胆通，心病怔忡，宜温胆为主，胆病战栗颠狂，宜补心为主；肝与大肠通，肝病宜疏通大肠，大肠病宜平肝经为主；脾与小肠通，脾病宜泄小肠火，小肠病宜润脾为主；肺与膀胱通，肺病宜清利膀胱水，膀胱病宜清肺气为主；肾与三焦通，肾病宜调和三焦，三焦病宜补肾为主"。但既然说通治，当然要有相通之路径，而李唐二人均未探讨其内在机理。

何仲皋认为凡脏腑均两两相通，故有别于传统的表里络属的六种，和脏腑别通另加的五种，将脏腑的关系扩大为四十余种，涵盖了所有脏腑之间的关系，作《脏腑通》一书。面对关系难题，何仲皋独辟蹊径，从博大的易理中寻找理论依据，将脏与脏、脏与腑、腑与腑之间的作用机理一一阐明。

2. 易经

《周易·系辞》曰："易之为书也，广大悉备。"又曰："易与天地准，故能弥纶天地之道。仰以观于天文，俯以察于地理，是故知幽明之故。原始反终，故知死生之说。精气为物，游魂为变，是故知鬼神之情状。与天地相似，故不违。知周乎万物，而道济天下，故不过。范围天地之化而不过，曲成万物而不遗。"易理广大精深，融万物之理于一书，医理亦当存在其中。

何仲皋以《易经》为依托，从中寻求阐发脏腑相通的理论依据。易以道阴阳，《易经》实际上可看作是论述各种阴阳关系的专书，何仲皋的脏腑关系虽然复杂，多达四十余种，但均不出《易经》阴阳关系的范畴，故只要将脏腑对应于卦象，完全可以从中找到相应的关系。而对于某些简单的关系，只需比拟八卦所象征的自然之象，就可以组合出相应的景象直接显示二者的密切关系。因此，何仲皋广泛应用了各种易学知识，包括八卦的阴阳爻卦象、八卦所代表的自然之象、八卦的方位、六十四卦的卦爻辞、太极河图的概念等来配比脏腑，以它们在易学上的关系类比阐发脏腑之间的关系。

五、评述

何仲皋从易理寻求立论依据发展脏腑学说的方式，可作为完善中医理论的一个途径，对后世有一定的启发作用。同时，亦不可否认，何仲皋从卦爻辞中寻找理论依据，有牵强附会之感，毕竟医易会通是思维方式上的会通，而不是字面意义的简单比附。

第八节　《圆运动的古中医学》：依河图之理构建
人体气机圆运动模型

一、内容概述

彭子益的《圆运动的古中医学》（原名《唯物论的系统医学》），在民国充任教材数十年。全书内容可分为四大部分：一为原理：内容见于原理上篇、原理下篇、生命宇宙篇等篇章中，详细论述了大气圆运动之理和人身气化圆运动之理；二为诊断：内容包括脉法和舌诊；三为方药：在古方上篇、古方中篇、古方下篇等章节中，彭子益从五行气机运行的角度重新解读古方，如麦门冬汤治金气不降，当归生姜羊肉汤治木气不升，肾气丸治肾水不升，使气化圆运动的模型理法方药俱全；四为临床治疗：内容涉及温病、时病、儿病、杂证，示人以临证应用之法。

二、医易思想

彭子益将八卦图、河图看作大气圆运动的宇宙图，并以此为原型构建人体圆运动气化模型。彭子益的气化模型以"天人合一"为构建原理、以"中气为轴、四维为轮"为模型框架、以"相火升降浮沉周流全身"为运作机制，体系完整，自成一家。

1. 八卦图、河图为大气圆运动的宇宙图

（1）八卦图为大气圆运动的宇宙图（图4－20）

《易经·说卦传》曰"帝出乎震，齐乎巽，相见乎离，致役乎坤，悦言乎兑，战乎乾，劳乎坎，成言乎艮"，此说对应后天八卦图。彭子益认为：此八卦是对大气圆运动现象的表征，八卦图即表征大气圆运动的宇宙图。具体阐述如下：

帝出乎震：震为春初，位居地面之下。帝是指造成生物生命的"阳热"。去年夏季太阳射到地面的阳热，经秋气之降，收于地面之下，经冬气之沉，藏于地下水中。今年春初，此阳热由水中上升，出于地面之下。

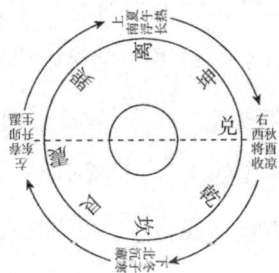

图4－20　八卦图为大气圆运动的宇宙图

齐乎巽：巽为春末，位居地面之上。春末，地下水中所藏的阳热，齐升于地面之上，生物均生长发齐。

相见乎离：离为正夏，位南方。正夏，地面下所藏旧年的阳热，升浮地面之上，与今年直射地面尚未降入地面以下的阳热，两相会见。

致役乎坤：坤为长夏，位西南方。"役"有作功成事之义。长夏，生浮而出的旧年地下之热，与今年直射地面之热，于西南方升极而降，以成圆运动之事。

悦言乎兑：兑为秋季，位西方。秋季，地面的阳热，得金气之收，降入地下，万物得根故皆和悦。

战乎乾：乾为秋冬之交，位西北方。秋冬之交，阳热降入地面以下之阴位，阴阳乍合，必先战动而后渐和。

劳乎坎：坎为冬季，位北方。隆冬，阳热由地面之上降入地面下之水中，宜封藏不宜外泄，当慰劳之，使安静不可泄动。

成言乎艮：艮为冬春之交，位东北方。冬春之交，阳热降极而升，一年的圆运动，终成功于东北艮方。

彭子益指出，研究八卦图的大气圆运动，由兑金起。立秋处暑时节，兑金收敛，将地面所有太阳射到的暑热降入地面之下而成阳盛之乾卦。此阳热于冬至潜封于坎水之中，至小寒由艮卦上升，交春而成木之震巽，夏至而成火之离卦，此火经坤土之降，又同本年太阳射地的暑热，由兑金收入于地下，则一年的大气阳热圆运动完成。坤艮为阳热升降之枢机，即中气。若无中气，阳热直上或直下，不能成圆运动，造化则息。

（2）河图为大气圆运动的宇宙图（见图4－21）

《易经·系辞传》曰"天垂象，见吉凶，圣人效之。河出图，洛出书，圣人则之"，河图乃表示宇宙造化之图。彭子益认为河图所表示的造化即是大气一年当中的圆运动规律。图中三八之数居东方，示春季大气上升之象，二七之数居南方，示夏季大气上浮之象，四九之数居西方，示秋季

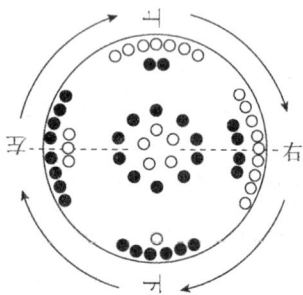

图4－21　河图为大气圆运动的宇宙图

大气下降之象，一六之数居北方，示冬季大气下沉之象。五十之数居中心为中气，为大气升降之枢轴，使升极而降，降极而升，帷幄四方，以成圆运动。

依彭子益之言，研究河图的大气圆运动，由中气起。中气左旋则木火左升，中气右转则金水右降。中气如轴，四维如轮。

基于以上论述，彭子益认为无论是八卦图还是河图，均是揭示宇宙造化的图式，即描述宇宙大气圆运动的图式。他以大气统括阴阳、五行、六气的概念，大气的圆运动也就是阴阳、五行、六气的圆运动。以阴阳言之，"一个生物所在之地，太阳射到此地面之光热，就是阳。此地面的光热已过，与光热未来之间，就是阴。阳性上澎，阴性下压。阳性直上，阴性直下。阴阳交合，发生爱力，彼此相随，遂成一个圆运动"；以五行言之，五行是阴阳二气整个升浮降沉中形成的五种物质的运行，五行相生体现大气圆运动的先后次序，五行相克体现大气圆运动对待的平衡；以六气言之，风、热、暑、湿、燥、寒这六气，是五行运动不圆，作用偏见之气。"五行各一，唯火有二，故曰六气。君火运行，重在上升。相火运行，重在下降。六气的圆运动，四节一气。大寒、立春、雨水、惊蛰属初之气。春分、清明、谷雨、立夏属二之气。小满、芒种、夏至、小暑属三之气。大暑、立秋、处暑、白露属四之气。秋分、寒露、霜降、立冬属五之气。小雪、大雪、冬至、小寒属六之气。"

2. 构建人体圆运动气化模型

（1）建构原理：天人合一。

彭子益对天人合一的理解不仅仅局限于中医学的领域，而是站在了中国文化的角度上，视野更为广阔，他认为万物皆是宇宙圆运动的大气所化生，故所有的中国文化都起源于宇宙大气的圆运动，天人合一的观念是中国文化的共性，中医学亦不例外。他明确指出人与造化同气，人身是大气圆运动的小宇宙，并借用西方医学名词将人身形象地称为"宇宙的遗传体"。

一年的大气，春升、夏浮、秋降、冬沉，以成一圆运动。古人进一步细化，将其平分为二十四节气。大寒、立春、雨水、惊蛰属风木之气，性主疏泄；春分、清明、谷雨、立夏属君火之气，性主宣通；小满、芒种、夏至、小暑属相火之气，性主燔灼；大暑、立秋、处暑、白露属湿土之气，性主运化；秋分、寒露、霜降、立冬属燥金之气，性主收敛；小雪、大雪、冬至、小寒属寒水之气，性主封沉。彭子益以天人合一之理，将此六气对应于人身，论述如下：

结构方面：人秉大气的木气而生肝脏与胆腑。造化的木气，乃太阳射到地面的热，秋降冬沉，于春季升出而成。人身的木气亦然，必经胆经相火右降，再由下左升，才发生肝经作用。人秉大气的火气而生心脏与小肠腑，心与小肠主血，有宣通作用。人秉大气的相火之气而生心包脏与命门腑，命门亦称三焦，心包与命门主油膜，有燔灼的作用。人秉大气的土气而生脾脏与胃腑，脾与胃主肉，有运化的作用。人秉大气的金气而生肺脏与大肠腑，肺与大肠主皮毛，有收敛作用。人秉大气的水气而生肾脏与膀胱腑，肾与膀胱主骨，有封藏的作用。

运行方面：大气表现为木气时，则地下水中所藏的阳热，根气摇泄，升动出土。人身下部的阳热，亦升动摇泄。身体不强中气不足之人，必精神不振，食减不安。大气表现为火气时，则地下水中所藏阳热上浮，今年夏季直射地面的阳热未及入地，二者相会，均盛于地面之上，地面之下阳热虚少。人身的阳热，亦盛于中气之上，而虚于中气之下，多见下寒之病。大气表现为土气时，则阳热由浮而降。人身亦处于阳气由升而降的转折状态，全赖中气帷幄，如中气不足，阳热偏上不降，便成病。大气表现为金气时，则阳热向地面下降，地下之阳热渐多，根气稳固。人身阳气亦下降，精神渐足。若阳热下降不多，日后则成大病。大气表现为水气时，阳热入地，封藏不泄，唯水有封藏之能，故阳气入于地下的水中。人身阳气亦归于下焦，精神强足，若纵欲泻阳，来年交春必根气虚乏。以上是大气运行对人体阳气运行的影响，彭子益还特别指出，"节气的节字，有竹节之义，节与节之间，是滑利的，一到节上，便难过去，宇宙大气，交节必郁而后通。大气郁人身亦郁，故久病之人，交节前三日多死"。

（2）模型框架：中气如轴，四维如轮

彭子益本着天人合一的宇宙原理，以河图为基本原型，构建了人身圆运动的气化模型，即：中气为轴，四维如轮。

彭子益认为大气的五行之所以成为一融合的圆运动，全赖中气，宇宙的中气，在地面之际，而分布于整个天地之间，统管其他四行的升降浮沉。人身亦如此，人身的中气，在胸下脐上之际，而分布于整个人身之间，中气如轴，四维如轮，轴则旋转于内，轮则升降于外。

中气如轴：指中央土气脾胃的运转如圆运动之轴心。脾为阴土，胃为阳土，同秉大气的土气而生。脾土主升，则人体气机降极能升，胃土主降，则人体气机升极能降。脾胃配合，不仅二者自成一土气的圆运动，还斡旋其他四行，以成人身整体的圆运动，故为后天之本。

四维为轮：指木、火、金、水四行的运转如圆运动之外轮。人身圆运动的起点由金气肃降开始。肺为阴金，大肠为阳金，同禀大气的金气而生，共主人体气机的收敛，为整体圆运动中气机下降的阶段。肺金的收敛作用，由上而下，大肠金气的收敛作用，由下而上，二者亦成一金气的小圆运动。肾为阴水，膀胱为阳水，同秉大气的水气而生，共主人体气机的封藏，为整个圆运动中气机下沉的阶段。膀胱的封藏作用，由上而下；肾的封藏作用，由下而上，二者亦成一水气的小圆运动。肝为阴木，胆为阳木，同秉大气的木气而生，共主人体气机的疏泄，为整个圆运动中气机上升的阶段。肝气的封藏作用，由下而上，胆气的疏泄作用，由上而下，二者亦成一木气的小圆运动。心为阴火，小肠为阳火，同秉大气的火气而生，共主人体气机的宣通，为整个圆运动中气机上浮的阶段。心气的宣通作用，由上而下，小肠火气的宣通作用，由下而上，二者亦成一火气的小圆运动。心包为阴脏相火，三焦为阳腑相火，同秉大气中相火而生，共主人体气机的燔灼，为整个圆运动中气机下降的阶段。心包相火的燔灼作用，由上而下，三焦相火的燔灼作用，由下而上，二者亦成一相火的小圆运动。

由上可知，彭子益的四维有三个特征：①每一维都因自身的升降浮沉之性参与了人体整个气机的圆运动，并各自体现出或疏泄、或宣通、或燔灼、或收敛、或封藏的气化作用。②每一维都由一对互为表里关系的脏腑组成，由于经络上的络属关系，又各自组成一个小圆运动，可看作大轮中的四个小轮。③火有二气，君火主升，相火主降。

对于这个"中气如轴，四维如轮"的人体气化模型，彭子益认为它既能体现中医的生理，还体现中医的病理和治病的医理。中医的生理即"轴运轮行，轮运轴灵"，中医的病理即"轴不旋转，轮不升降"，治病的医理不过是"运轴而转轮"或"运轮而转轴"而已。

（3）运作机制

彭子益不仅确立了"中气如轴，四维如轮"的人体圆运动气化模型，还明确指出了这个模型运作的根本机制，即"相火升降浮沉周流全身"。

彭子益认为相火即春秋之交，太阳直射地面的光热。此相火经秋气的收敛，降入地下，经冬气的封藏，沉于水中，来年春季，又由地下水中，向地面升发，来年夏季，再由地面向天空浮长，因此大气一年四季的圆运动，无非此相火所流行。春生夏长，秋收冬藏，生者，生相火；长者，长相火；收者，收相火；藏者，藏相火。同样，人身的圆运动亦是人身相火的周流而成，故人身上部谓之上焦，中部谓之中焦，下部谓之下焦，焦者为火，不离相火之意。

三、思想渊源

1. 河图、后天八卦方位图

（1）河图（图4-22）

后世多尊朱熹之言，以图3（十数图）为河图。河图公诸于世，虽然始自宋朝，但其体现的五行生成数学说则早有渊源，战国时就已经将五行、五数、五方、四时相配，西汉刘歆在前人的基础上，根据《左传》"五行妃合"说，将《洪范》五行数与《周易》天地数相结合，提出"天以一生水，地以二生火，天

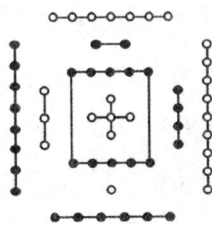

图4-22　河图

以三生木，地以四生金，天以五生土。五位皆以五而合，而阴阳易位，故曰妃以五成。然则水之大数六，火七，木八，金九，土十"（《汉书·五行志》），完善了五行生成数学说。东汉郑玄进一步为五行生成数加上了方位，"天一生水于北，地二生火于南，天三生木于东，地四生金于西，天五生土于中"。可见，五行生成数的数理模型与宋以后所说的河图数完全相合。

河图以三与八合于东，七与二合于南，九与四合于西，一与六合于北，五与十合于中。后世对河图的研究很多，主要有以下几个主流认识：①河图为五行生成数图，一六居北，为水。三八居东，为木。二七居南，为火。四九居西，为金。五十居中，为土。②生数一二三四五，成数对应为六七八九十，相差为五，无五则有生无成，不能生成五行。可见五的重要性，即中土的重要性。③河图顺时针旋转，表示五行相生。四正之数相对，表示五行相克。此外，北宋邵雍，南宋朱熹、蔡元定，明代来知德均认为，河图外数三十，径一围三故圆，为天之象。

彭子益对河图的理解综合了以上几种认识，提出河图是生物生命宇宙造化图的观点，直言"中国文化，即起源于关于生物生命之宇宙的大气圆运动，

医学尤其切要"。他认为：①河图中一二三四五，代表大气内所有五种物质，组织圆运动个体之次序。六七八九十，代表大气内五种物质能力，促使整个圆运动之成功。五行即一个圆运动中五种物质的气，发生五部分能力的运行，分言之为五行，合言之则是一个大气的圆运动。②河图中央五数之中，皆有四维的一二三四。四维一二三四之中，皆有中央的五数，中央与四维共同维系一整个圆运动。既然人身亦是圆运动的大气所化生，医学亦应符合此生物生命的宇宙造化图，彭子益很自然地以河图为原型，构建了人体"中气如轴，四维如轮"的气化模型。

（2）后天八卦方位图（图4-23）

后天八卦方位图虽出自邵雍的后天学图式，但此八卦的方位排列，实本自《周易·说卦》。文曰："帝出乎震，齐乎巽，相见乎离，致役乎坤，说言乎兑，战乎乾，劳乎坎，成言乎艮。万物出乎震，震东方也。齐乎巽，巽东南也。齐也者，言万物之絜齐也。离也者，明也，万物皆相见，南方之卦也，圣人南面而听天下，向明而治，盖

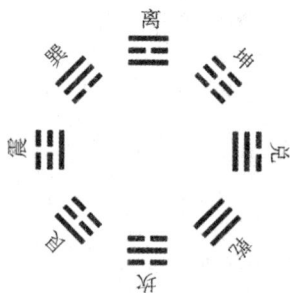

图4-23 后天八卦方位图

取诸此也。坤也者，地也，万物皆致养焉，故曰致役乎坤。兑，正秋也，万物之所说也，故曰说言乎兑。战乎乾，乾西北之卦也，言阴阳相薄也。坎者水也，正北方之卦也，劳卦也，万物之所归也，故曰劳乎坎。艮，东北之卦也。万物之所成终而所成始也，故曰成言乎艮。"

后天八卦方位图反映了万物春生夏长秋收冬藏的规律。后世多认为，后天八卦以顺时针方向旋转，八卦每卦三爻，共二十四爻，主二十四节气。每卦各主四十五日，三个节气，就节点而言，震主春分，巽主立夏，离主夏至，坤主立秋，兑主秋分，乾主立冬，坎主冬至，艮主立春。

彭子益认为"卦者，大气圆运动的现象之称"，亦将此图看作生物生命

的宇宙造化图。具体而言，震巽者，东方之称，春气之位。离者，南方之称，夏气之位。兑乾者，西方之称，秋气之位。坎者，北方之称，冬气之位。坤者，南西两方之间之称，中气之位。艮者，北东两方之间之称，中气之位。彭子益认为由震至艮，即是大气圆运动的不同状态，强调人身亦应符合此宇宙造化之理。

2.《内经》

（1）藏象学说

《内经》提出的四时五脏体系是藏象学说的主体部分。该体系的建构原理是"人以天地之气生，四时之法成"，故五脏为四时气化的五脏，即《灵枢·本藏》所言，"五脏者，所以参天地，副阴阳而连四时"。正因如此，《内经》在阐述脏腑功能时，也同样强调与四时阴阳的相应，如《素问·经脉别论》云："饮入于胃，游溢精气，上输于脾，脾气散精，上归于肺，通调水道，下输膀胱，水精四布，五经并行。合于四时五脏阴阳，揆度以为常也。"

从《内经》中可以看出，从四时五脏的基本模式到五运六气藏象体系的完善是一个逐步发展的过程。①四时通五脏：如《素问·六节藏象论》曰："心者……为阳中之太阳，通于夏气。肺者……为阳中之太阴，通于秋气。肾者……为阴中之少阴，通于冬气。肝者……为阳中之少阳，通于春气。脾、胃、大肠、小肠、三焦、膀胱者……至阴之类，通于土气。"②四时藏象：如《素问·金匮真言论》曰："东方青色，入通于肝，开窍于目，藏精于肝。其病发惊骇，其味酸，其类草木，其畜鸡，其谷麦，其应四时，上为岁星，是以春气在头也。其音角，其数八，是以知病之在筋也，其臭臊。"③运气藏象：如《素问·五常政大论》曰："敷和之纪，木德周行，阳舒阴布，五化宣平。其气端，其性随，其用曲直，其化生荣，其类草木，其政发散，其候温和，其令风，其脏肝，肝其畏清；其主目，其谷麻，其果李，其实核，其应春，其虫毛，其畜犬，其色苍；其养筋，其病里急支满，其味酸，其音角，其物中坚,其数八。"

将一年分为四时是最简单粗糙的区分时间的方法,四时是天地之气所化,故四时可用天地之气来体现,天之气为风寒湿燥火,地之气为木火土金水;故春季可用风木来代指、夏季可用火热来代指。因此,《内经》中的四时藏象也可在未明确提及四时的文辞中体现出来,如《素问·阴阳应象大论》云:"南方生热,热生火,火生苦,苦生心,心生血,其在天为热,在地为火;中央生湿,湿生土,土生甘,甘生脾,脾生肉,其在天为湿,在地为土。"

五运六气实际上是对时间的进一步细化,用以描述更复杂的天地之气,他所体现的不仅是天气和地气的简单叠加,而是将"正常的天气、地气"与"非正常的天气、地气"相合的多次叠加,因此可以反映每年、每个阶段的独特的气候状态。《内经》在七篇大论中形成了运气藏象体系,标志着藏象理论的成熟和完善。

(2)脾不主时

"脾不主时"一词,出自《内经》。《素问·太阴阳明论》曰:"脾者土也,治中央,常以四时长四脏,各十八日寄治,不得独主于时也。脾脏者常着胃土之精也。土者生万物而法天地,故上下至头足不得主时也。"从这段话可知,古人认为脾为土脏,有灌溉四旁,营养周身,生化万物之功,故不能单独主时,必须融入其他四脏之中,故脾旺于每季的后十八天,处于相互递接的两脏之间,起到起承转合的作用,以维系脏腑气化整体的协调一致。

"脾不主时"的观点对后世影响很大,后世的"脾为后天之本",治病重视脾胃、中气的观念均源于此。

彭子益构建圆运动气化模型,显然受到《内经》理论的影响,并在此基础上有所创见。主要体现在两个方面:①虽然四时五脏的理论早就存在于《内经》,但少有人重视其升降沉浮、周流不息的特点。彭子益以大气的升降沉浮理论阐发四时之气的流转,将四时之气统一在大气的圆运动中,同理,将五脏的功能亦统一在人体气机的圆运动中，一理以贯之。②在《内经》中"脾不主时"观点的影响下，重视脾胃中气的作用，将其看作旋运四维的转轴，无中气则四维破败，无法形成一完整的圆运动。③彭子益将太阳辐射大地的阳热看作大气圆运动的主体，认为一年的大气的运动不过是此阳热的升降沉浮。同理，他将相火看作人体气机圆运动的主体，认为人体脏腑气化不过是相火的升降浮沉、周流反复的圆运动。他以火热周流为圆运动的实质，这一观点与《内经》"火游行其间"的说法有些类同。如《素问·五运行大论》曰："燥以干之，暑以蒸之，风以动之，湿以润之，寒以坚之，火以温之。故风寒在下，燥热在上，湿气在中，火游行其间。"

（3）黄元御

黄元御字坤载，号研农，别号玉楸子，是清代名医。他奉黄帝、岐伯、扁鹊、仲景为"医门四圣"，继承和发展了先圣的医学理论，对后世医家影响深远。

黄元御宗四圣之旨，参以己见，认为气含阴阳，阴阳之间，是谓中气，中气属土，为阴阳升降之枢轴，枢轴运动，清气左旋，升而化火，方其半升，名之曰木。浊气右转，降而化水，方其半降，名之曰金。水、火、金、木，是名四象，从而形成"土枢四象，一气周流"的理论。

彭子益所描述的圆运动气化模型，与黄元御的气化理论如出一辙，却又同中有异，具体表现在两个方面：

①虽然二者均认为一气周流，但周流之"气"所指不同。

黄元御的周流之气，实指"中气"，明确指出"四象即阴阳之升降，阴阳即中气之浮沉。分而名之，则曰四象，合而言之，不过阴阳。分而言之，则曰阴阳，合而言之，不过中气所变化耳"。黄元御认为万物之所以能够化生，都是因为禀赋了自然界的太和元气，这种太和元气在男女媾精之际进入并凝结于人体，即为祖气。祖气之内，含抱阴阳，阴阳之间为中气之所居，中气禀赋太和元气首先化生出脾胃，脾胃又化生出肝心肺肾四维，中气贯穿于四维之中，周流不息于其间，形成了一气圆融的平衡运动状态。

彭子益的圆运动之气，实为相火。彭子益指出"圆运动者，春生夏长，秋收冬藏也。春秋之交，太阳直射地面的光热，名曰相火，此相火经秋气的收敛，降入地下，经冬气的封藏，沉于水中，来年交春，乃由地下水中，向地面升发，来年交夏，再由地面浮长。是一年四季，无非此相火所流行"，他强调人身亦如此，脏腑气机的升降出入不过此相火的升降浮沉。

②虽然均以"中气如轴，四维为轮"为气化模型基本架构，但涵盖的内容不尽相同。

黄元御所建立的"中土执中，四行流转"的模式，没有明确将六气框入其中，而是另讲六气从化，即"足厥阴以风木主令，手厥阴火也，从母化气而为风。手少阳以相火主令，足少阳木也，从子化气而为暑。手少阴以君火主令，足少阴水也，从妻化气而为热。足太阳以寒水主令，手太阳火也，从夫化气而为寒。足太阴以湿土主令，手太阴金也，从母化气而为湿。手阳明以燥金主令，足阳明土也，从子化气而为燥"。

彭子益以二十四节气为背景，以大气的升降沉浮为总纲，将六气亦归入五行之中，认为六气即六行，不过是将五行之火分为君相而已，突出了气化模型的唯一性。如其所言："一年大气的圆运动，春木主生，夏火主长，秋金主收，冬水主藏，中土主化。生、长、收、藏、化，五行圆运动之成功也。六气者，风、热、暑、湿、燥、寒。乃五行运动不圆，作用偏见之气。五行各一，唯火有二，故曰六气。君火运行，重在上升。相火运行，重在下降。相火由秋降入水中，再由春升上，乃为君火，而君火又随相火下降。名曰五行，其实六行。因六气各有事实，故又曰六行六气。"

综上所述，虽然二者均以中轴-四维为气化模型的基本架构，但黄元御的中轴为中气，彭子益的中轴为中气与相火，黄元御的气化模型不涵盖六气的内容，而彭子益的气化模型以六气为六行，"金木水火，分主四维，相火土气，同主中宫"，圆满地解决了六气和五行的关系，将六气亦纳入模型体系当中。

四、评述

彭子益以阳气的升降沉浮阐述了四时更迭的实质，以相火的升降沉浮阐述了五脏功能的实质，成功地构建了一个人体气化的象数模型。

彭子益的圆运动之说，与黄元御的一气周流理论一脉相承，但说理和结构都更简单。同是讲一气，彭子益没有讲祖气、元气，却讲大气。充分反映了时代特点，在当时的思潮下，若仍言元气不免又遭人诟病，以为玄学而难以接受。若言大气，则适逢西学自然科学之风风靡国内，容易被人接受。就当时而言，如此说理可谓智慧。

时至今日，若仍将自然之理简单理解为太阳辐射地面之热的升降浮沉，未免失于笼统。就人体而言，人体的复杂性很难以一个固定的模式去研究，因此临床应用是有局限性的，但世间万物都不可能尽善尽美，圆运动模型是构建天人合一模型的一个成功范式，其价值和意义非常重要。

第九节　《天人转度》：以易理阐发
"天人理体合一"之论

一、内容概述

四川名医刘有余[①]于 1930 年著《天人转度》一书，该书的内容可大致分

---

① 刘有余：名泽普，四川津邑油溪（现重庆市江津区油溪镇）人，蜀中名医，任应秋之师，曾著《医学别新》五种，包括《伤寒补方》《金匮要略补方》《寒温释疑》《改良经方实验记全录》《天人转度》。

为三个部分。其一，阐述医易相关概念，包括河图、洛书、太极、两仪、四象、八卦、先天八卦、后天八卦、五运六气；其二，将河络、干支、阴阳、五行、卦象、节气、运气与脏腑、经络相配属，阐发天人理体合一之论；其三，转述陈修园的《天人转度歌》原文及周云谷对此所做的集注。

二、医易思想

刘有余以易学为参，阐发"天人理体合一"之论，认为人未生之前，属先天用事，五脏六腑、五官百骸的形成符合河图、洛书、无极、太极、两仪、四象、先天八卦的生成变化；出生以后，属后天用事，营卫气血、十二经络的运行符合后天八卦、乾坤消息、四时节气、天之六气的流行变化。

1. 未生之前，先天用事

刘有余认为河图从先天无极之化，洛书从先天太极之化，阴阳升降从两仪之化，太少阴阳从四象之化，阴阳之理气从先天八卦之化，对应人体，正合脏腑百骸逐渐化生成形的胎儿发育过程，故以此描述未生以前之胎息。

此外，刘有余还将河图、洛书分配脏腑，以示五行属性。具体是：据河图之理，以一六配肾，为水；三八配肝胆，为木；二七配心和小肠，为火；四九配肺，为金。据洛书之理，一配肾，为水；三配肝，为木；七配大肠，为火；九配小肠，为金。

2. 即生以后，后天用事

脏腑已成，经络已通，营卫气血、经络之气运行周身，与天地之气相应，此为人体后天之用。刘有余将干支、后天八卦配脏腑以说明脏腑气化功能，将消息卦配四时节气、天之六气以说明天地之气的属性。具体总结如下表。

表4-6 天人理体合一表

干支	甲子	乙丑	丙寅	丁卯	戊辰	己巳
本脏腑	胆胆	肝肝	小肠肺	心大肠	胃胃	脾脾
地支纳干脏腑	癸	己癸辛	甲丙戊	乙	乙戊癸	丙戊庚
	肾	脾肾肺	胆小肠胃	肝	肝胃肾	小肠胃大肠
后天八卦	坎	艮	震	巽		
六气	少阴君火阴枢	厥阴风木	少阳相火阳枢			太阳寒水
节气	大雪冬至	小寒大寒	立春雨水	惊蛰春分	清明谷雨	立夏小满
消息卦	地雷复	地泽临	地天泰	雷天大壮	泽天夬	乾

干支	庚午	辛未	壬申	癸酉	戌	亥
本脏腑	大肠心	肺小肠	膀胱膀胱	肾肾	包络	三焦
地支纳干脏腑	丁己	乙丁己	戊庚壬	辛	丁戊辛	壬甲
	心脾	肝心脾	胃大肠膀胱	肺	心胃肺	膀胱胆
后天八卦	离	坤	兑	乾		
六气			阳明燥金			太阴湿土
节气	芒种夏至	小暑大暑	立秋处暑	白露秋分	寒露霜降	立冬小雪
消息卦	天风姤	天山遁	天地否	风地观	山地剥	坤

天干配脏腑五行：甲乙肝胆木，丙丁心小肠火，戊己脾胃土，庚辛肺大肠金，壬癸肾膀胱水。

地支配脏腑五行：按十二经的经脉旺气主时配伍，即子胆、丑肝、寅肺、卯大肠、辰胃、巳脾、午心、未小肠、申膀胱、酉肾、戌心包、亥三焦。

刘有余将干支配脏腑五行后，利用天干合化、地支纳天干的理论进一步加强脏腑之间的联系，用以阐明六经主证的产生机理。天干合化，即甲己化土，乙庚化金，丙辛化水，丁壬化木，戊癸化火。地支纳天干，即子纳癸，丑纳己癸辛，寅纳甲丙戊，卯纳乙，辰纳乙戊癸，巳纳丙戊庚，午纳丁己，未纳乙丁己，申纳戊庚壬，酉纳辛，戌纳丁戊辛，亥纳壬甲。

现以三阳经为例：

少阳病：如上表所示，少阳相火对应丙寅，寅纳甲、丙、戊，甲为胆、丙为小肠、戊为胃，故刘有余认为可以从胆、小肠、胃的角度分析少阳主证。口苦、咽干、寒热往来是少阳病的主要症状，对此，刘有余根据天干合化的理论进行解释："甲己不化土，胆木自胜克土，故咽干口苦。丙辛不化水，小肠之火伏郁，故主热。戊癸不化火，胃中阳气不支，故主寒。"

阳明病：阳明对应壬申，申纳戊、庚、壬，分别对应胃、大肠、膀胱。针对阳明病潮热、大便不通、胸满的症状，刘有余的解释是"戊癸不化火，胃阳戊土之气不宣发，则胃实胃虚而潮热。乙庚不化金，大肠庚金之气不通，则燥结不行。丁壬不化木，膀胱壬水之气不能宣，则水逆胸满"。

太阳病：太阳对应己巳，巳纳丙、戊、庚，相应脏腑为小肠、胃、大肠。刘有余以天干合化为依据，阐明太阳病发热恶寒、大便下血的机理，"丙辛不化水，小肠之火不生土，则阳浮邪扰而发热。戊癸不化火，胃阳不支，则寒水克火而恶寒。乙庚不化金，大肠之金不生水，则大便下血"。

三、思想渊源

1. 陈修园

《天人转度歌》出自陈修园的《伤寒医约录》，刘有余的医易思想主要来源于此，这一点可从他的著作《天人转度》的书名和序言中得到印证。序言中"前贤有《天人转度》之作也，其书虽言天人合一之理，而千变万端之病，无一不括乎其中。余业此有年，爰陈管见，为斯道之一助云"，此前贤即是陈修园。

《天人转度歌》的核心思想：天人合一，人之真气流行与天之周度相应。若转度失常，则六经证现，需以仲景伤寒方调其节度。主要内容归纳如下：①以一年为一大周天，一日为一小周天。大周天以月令、十二消息卦为标记，小周天以十二时辰为刻度。②以六经分配十二消息卦，示其大周天之标记。③以各经的欲解时为经气旺相时，示其小周天之刻度。④按太阴、少阴、厥阴、少阳、阳明、太阳的顺序，将六经病证方药逐一分析阐明。⑤分析方证时，以脉象三至、六至、有力、无力为辨证依据。

如：论厥阴转度：

"两阴初尽阳初长，其用相火体木郎，因之消渴气冲上，心中疼热四肢凉，
饥不欲食吐蛔恙，沉弦属在咸池堂，地有泽临从此降，天时腊月配身旁，
有力三至归逆仗，无力三至吴萸汤，凡遇吐食太阴脏，急用甘草与干姜，
有力六至四逆散，无力乌梅最为良，若兼红痢脓血状，黄连阿胶见吉祥，
木不克土气和畅，丑寅卯时晦朔藏，寒热攻补兼施上，阴邪自解阳自昌，
厥阴真机保和象，春风相送入少阳"。

论厥阴转度，在大周天为腊月，对应地泽临卦，在小周天为厥阴经的旺相丑、寅、卯时。厥阴病的主证为消渴、气上冲心、心中疼热、四肢厥冷、饥不欲食、吐蛔。治疗时根据脉证分别给予吴茱萸汤、乌梅丸、黄连阿胶汤等方剂。

再如：论少阳转度：

"寅卯辰时阴尽丧，三阳开泰地天长，恰与少阴相对仗，阳枢阴枢升降藏，
天泰天夬天大壮，正二三月佳期良，浮弦本经脉景沉，配合人身在肾堂，
寒热往来从此降，耳聋胁痛病在旁，目眩口苦咽干亢，审证发药合阴阳，
有力小柴芩减去，加附桂辛与干姜，无力三至四逆仿，须加桂枝细思量，
有力六至大柴讲，无力芍草建物浆，调和寒热无阻挡，三焦真气热不伤，
春日迟迟升数丈，即是卯气游大肠"。

论少阳转度，在大周天为正月，对应地天泰卦，在小周天为少阳经的旺相寅、卯、辰时。少阳病的主证为口苦、咽干、耳聋、胁痛、寒热往来，治疗时根据脉证分别给予小柴胡汤、大柴胡汤等方剂加减治疗。

其他各经转度歌诀的模式与上相仿，可知，陈修园的《天人转度歌》以六经的经气流转为线索，将六经病证与月令、消息卦相对应，充分体现了天人合一的思想，刘有余的"天人理体合一论"直接受此影响。

2. 唐容川

刘有余的弟子任鸿都于民国二十一年九月廿日谨跋中言"（刘有余）参以修园、容川之《浅》《补》各注，深加领悟，且就数十年之经验，而为之详考博说，以补其方，凡陈、唐二氏之所未言者，无不发挥而光大之。书凡五册，都为一集，号曰《医学别新》"，可见作为《医学别新》的五本书之一的《天人转度》亦应受到唐容川的影响。尽管书中并未提及唐容川的医易著作及医易思想，但其书论及河图、洛书、太极、两仪、四象、八卦的概念，以干支合化解释脏腑关系等内容与唐容川的思想一脉相承。

唐容川的《医易通说》中以地支对冲合化之说解释脏腑关系，如在解释寅申对冲，合化为少阳火气时，认为三焦为周身之隔膜，色白，属申金，胆色青，属寅木，三焦根于命门，引命门之火气上附于胆，即寅申化火之印证。

刘有余以天干合化阐述脏腑关系，进而解释六经主证的机理，与唐容川之说异曲同工。不同之处在于唐容川主要是以人体脏腑机理印证干支理论，刘有余则是以脏腑干支合化理论阐述六经主证的内在病机，前者是理论证明，后者是理论应用。

3. 地支纳天干（地支藏天干）理论

刘有余运用地支纳天干的方式引入相应脏腑，再以这些脏腑的天干合化理论阐述六经主证的病机是其理论的一大特色，在以干支关系论脏腑机理的理论中发前人所未发，实属难得。地支藏天干的理论，多见于古代术数理论。具体内容如下：

子：子水中只含有癸水，癸水是子水的本气。

丑：丑中含有己土、辛金和癸水，丑的本气是己土，是金的墓库、水的余气，所以含有此三种五行。

寅：寅中含有甲木、丙火和戊土，寅的本气是甲木，是甲的禄地，又是火与土的长生之地，所以含有此三种五行。

卯：卯中含有乙木，卯木是乙木的禄地、本气。

辰：辰中含有戊土、乙木和癸水，辰的本气是戊土，是水的墓库、木的余气，所以含有此三种五行。

巳：巳中含有丙火、戊土和庚金，巳的本气是丙火，是丙火与戊土的禄地，金的长生之地，所以含有此三种五行。

午：午中含有丁火、己土，午的本气是丁火，又是丁火与己土的禄地，所以含有此两种五行。

未：未中含有己土、乙木和丁火，未的本气是己土，又是木的墓库和火的余气，所以含有此三种五行。

申：申中含有庚金、壬水和戊土，申的本气是庚金，又是庚的禄地、水的长生之地（在卦象中，也是土的长生之地），所以含有此三种五行。

酉：酉金比较纯粹，只含有辛金，辛金是酉金的本气。

戌：戌中含有戊土、丁火和辛金，戌的本气是戊土，又是火的墓库和金的余气，所以含有此三种五行。

亥：亥中含有壬水和甲木，亥的本气是壬水，又是壬水的禄地，同时也是木的长生之地，所以含有此两种五行。

四、评述

从刘有余"天人理体合一"的主要内容可以看出，他将脏腑与干支、河洛、节气、六气、八卦、消息卦等配伍，试图构建完整的天人体系，但内容上不尽完整，而且没有充分的立论依据，对应后也没有进行进一步的发挥应用。但其引用地支藏干的理论，将看似不相关的脏腑联系在一起，为脏腑间的功能联系提供了一个新的理论依据，并以此解释六经病的主要证候机理，可谓独具匠心，颇有启迪意义。

第五章　近代医易学派代表论文

第一节　清末民初的论文

戊戌以后，结社办刊之风渐兴，作为交流学术信息媒介的中医期刊亦开始崭露头角。清末的中医杂志尚少，民国初年数量仍不多，20年代有逐渐增加的趋势。查阅1898～1928年间的医学期刊15种，如医学公报（1909年）、中华医学杂志（1915年）、青浦医药学报（1917年）、绍兴医学月报（1918年）、中医杂志（1921年）、青浦医学月报（1922年）、同仁会医学杂志（1928年）等，医易会通相关文献主要集中在《绍兴医学月报》《青浦医药学报》和《中医杂志》。

一、主要刊物及医易文章目录

1.《绍兴医药学报》

1920年10月6日乔殿扬《精神魂魄谈》。

1920年10月8日王一启《寄刊余德昌君之著作》。

2.《青浦医药学报》

1922年吴学勤《论心与三焦君火相火之气化功用》。

3.《中医杂志》

1922年第2期张锡纯《医学宜参观丹经论》。

1922 年第 3 期恽铁樵《演说词——对于内经的感想》。

1922 年第 4 期李用粹著、王雪楼录《旧德堂医草》。

1923 年第 5 期吴玉纯《治病以六经为主不明六经气化之理不足以治病六经有本有标有中气太阳少阴或从本化或从标化少阳太阴则从本化阳明厥阴不从标本从中气化试以仲师伤寒论之论病用药证明其理》。

1926 年第 21 期高上池《医学策问》。

1928 年第 27 期余国珮《六气重燥湿论》。①

二、医易文献内容概述

1. 论六气

六气为风、寒、暑、湿、燥、火六种气候变化。这一时期，探讨六气的医易文献主要见于《中医杂志》，以余国珮的《六气重燥湿论》（1928 年第 27 期）最有特点。

余国珮在《六气重燥湿论》一文中，从太极八卦的角度解读六气，提出六气中以燥湿二气最重要，其余四气均为此二气所化。故言"太极判而天地分，六气迭运，生杀万物，然虽有六气之名，不外燥湿二气所化"。余氏将燥气配属乾天，湿气配属坤地。认为火为离日，日附丽于天，故云火就燥。水为坎月，感日光而有象现于坤方，为湿土之位，故云水流湿。暑即湿与热酝酿而成。风气即五行化生之动象，摩荡于天地之间，化生万物者。由此可见，乾坤为卦之父母，坎离为卦之化用，而燥湿则为六气变化之本。以天地气候言，冬至一阳升发，地中湿气始动，万物含汁萌芽，入夏则多雨；夏至阴从天降，燥气始动，入冬则水冰地坼，万物枯竭。

此外，高上池在《医学策问》中亦有对于燥湿的议论，他引述《易经·

---

① 《六气重燥湿论》一文节选自《医理》，该书为婺源名医余国佩于咸丰元年（1851 年）所著。

文言》解释乾卦九五爻的"水流湿，火就燥"之句，认为此语"示人以后天太极之象"，进而发挥燥湿之论，将燥湿的关系分为三层：第一，既然是水则自然流湿，既然是火则自然就燥。第二，水之流湿已有就燥之机，火之就燥已有流湿之机。第三，水不能流湿，有火为之主宰，则湿乃流。火不能就燥，因水为之烁，而燥乃就，故治湿当常目在燥，治燥当常目在湿。

2. 论运气

这一时期，在普遍对《内经》理论讳忌莫深的气氛中，恽铁樵于《中医杂志》（1922 年 3 月）大胆发表《演说词——对于内经的感想》一文，不仅直言《内经》之功，"后世寻其余绪，即有起死回生之功，莫不因《内经》所赐"，而且以干支甲子为切入点，议论运气学说的实质及作用。

恽铁樵认为五运六气以年份的干支为定调基准，进而推衍气候的变化。其言"古人测星辰维度以定四时，置闰月以补不齐，占动植物之受化以候天气，创造甲子统六十年计算以尽其变"，明确提出，干支甲子为天气之统计表，是古人用来推测因日月运行所生变化的工具。基于此认识，恽铁樵坦言若能精通司天在泉之理（干支推测），知某年某气独盛，某病独多，则治疗病患，其应若响。

3. 论脏腑

将脏腑与八卦相配，是医易会通最常见的表现方式，其中如肾为坎水，坎中一阳为肾中真阳、为命门相火，心为离火、肝胆为震雷、肺为兑金等已经成为共识，此外，医家还经常用后天八卦方位及乾坤生六子之理来阐述脏腑之间的功能关系。《中医杂志》和《绍兴医药学报》在这方面均有论述，可根据论人身构造和人身疾病的不同大致分为两类。

（1）人身构造

精神魂魄为脏之所藏，乔殿扬在《绍兴医药学报》的《精神魂魄谈》一文中，以易理精辟地论述了这四者的生成、功用及相互关系。乔殿扬认为：

精者，即天一所生之水，得五行之最先，故万物初生皆水，而后成实。先天之真精与后天水谷之精并而充身，则神自生。神不离精犹鱼不离水也。肝主血而内含阳魂，究魂之根源，则生于坎水之一阳，推魂之功用则发于乾金之元气。肺主气而生阴魄。对于四者的关系，乔殿扬特别强调魂升而为神、魄降而为精，分而言之，有四，混而言之，实一元气而已，可谓认识精准。此外，文中还以洛书之数解释三魂七魄九神之说，"肝藏魂，居东方震位，震为三，故曰三魂。肺藏魄，居西方兑位，兑为七，故曰七魄。以此类推，精为坎一，神为离九。经言精神魂魄心意志思智虑，除心为神体，其余正合九神"。

张锡纯在《中医杂志》（1922 年第 2 期）的《医学宜参观丹经论》一文中，认为肾有两枚，皆属于水，肾系连于脊梁，自下数 7 节，为命门，为相火，一火介于二水之间，即一阳陷于二阴之间，为坎卦。此为先天之真阴真阳，以司下焦水火之气，而下焦之化精化气，外肾之作强，二便之排泄，均赖此水火之气。

（2）人身疾病

《中医杂志》（1926 年第 21 期）刊有高上池的《医学策问》一文，该文以卦象配脏腑，以易理阐明疟病和中风的病机。对于疟病的形成，高上池认为当责之于胆。胆为震，为乾之长子，是诸阳之表率，邪欲入阴则胆气首当其冲而拒之，邪气遂积于经络不能深入。若少阳之正气与邪争，二阳三阳并入内而为援助，则外无阳而战栗，顷刻，阳从外出，则大热胜复。间日一发者，战后两衰不能争，休息而后战也。不仅如此，高上池还借助《易经·说卦》中兑为立秋、乾为立秋之后及"战乎乾"之义，将疟病的病机定义为金木相战，他认为夏交秋，火克金，热盛骤凉，火未退而金受约，立秋以后，金令当权，而木借火之势不肯受制于金，于是金木相战。对于中风，高上池认为当先辨脱证、闭证。脱证，由真阴本衰，不能外固其阳，加以忧思劳心，郁火即久，一值酒色过伤或触大怒，则坎中之阳与龙雷之火一齐冲击而上，猝然颠仆。脾绝而口开，肾绝而遗尿，肝绝而目合，心绝而自汗，肺绝而喘急。

以医易之理分析泄泻的病机，出自《中医杂志》（1922 年第 4 期）《旧德堂医案》，据文中记述"一翁久泄，饮食下咽，沽沽有声，继入贲门，而魄门已渗出矣，服补脾厚肠之药无效"，认为艮田坤土是离火所生，艮土又属坎水所生（后人据《易经·说卦》之义，以坎水为冬至、艮土为立春），万物虽始于土，皆阳气而生长，生生化化悉属一点肾中真阳，故分析此证的病机是命门大衰，丹田气冷，脾土不能运化精微。治疗上用辛热之品暖补下焦，甘温之剂资培中土，方用人参、白术、干姜、甘草、附子调赤石脂末，十剂而痛止泄减，饮食增进，不一月痊愈。

4. 论气化

中医气化学说将自然界气化和人体气化有机地结合起来，是以气的运动变化来阐述人体精气转化升降的理论。自《内经》确立气化概念以来，后世不断完善发展。民国医家认为易经八卦相错，以言天地气化之理，故常以易理来论述中医气化学说。

吴玉纯在《中医杂志》的《治病以六经为主不明六经气化之理不足以治病六经有本有标有中气太阳少阴或从本化或从标化少阳太阴则从本化阳明厥阴不从标本从中气化试以仲师伤寒论之论病用药证明其理》一文中，认为《内经》与《易经》相表里，三阴三阳即乾坤之六子，为天地自然气化，而标本中气之说为治病之玄机，《内经》之精蕴。文章逐一解释六经标本中气的缘故，并按各经气化之理分析其代表方之本义，论及厥阴病时，吴玉纯提出厥阴主风，于卦为震，其发育之机全赖一阳初动于下，为中见之生气也，故若阳动于上则吐蛔，阴消于下则下利，故乌梅丸主之。

吴学勤在《青浦医药学报》（1917 年第 1 期）发表《论心与三焦君火相火之气化功用》一文，该文主论人身火之气化，认为少阳为阳之枢，少阴为阴之枢，君相二火为之枢，犹天之不动而七曜周旋，故二火均无为。又言，火者离卦，离为附丽之义，故阳丽于阴，火发于水，以坎离对化之义阐发人身水火的关系，故坎离本有对化之义，应之于人身，则少阴君火配足少阴肾水，太阳寒水配手太阳火府，故热病皆从寒化，无寒不能独热。寒之不寒是无水也，清之而热不减者，是益其热也。

三、讨论

由以上之文可以看出，1898～1928 年这一阶段的医易文章数量较少，论述内容以六气、脏腑、气化为主，论运气者只有恽铁樵一人，而论阴阳五行之文几乎没有。究其原因，一方面，20 年代的报刊数量还未达到鼎盛，总体数量有限；另一方面，也是最重要的方面，即受当时否定阴阳五行的医学思潮影响所致。戊戌而后，否定阴阳五行就已经是社会上的时髦之论，袁桂生、朱阜山、梁启超、章太炎等纷纷发表文章，抨击中医阴阳五行的合理性，虽然先后有曚叟、陆士谔、蔡陆仙表示反对，但力量单薄，难以扭转阴阳五行被边缘化的命运。

第二节 20 世纪 30 年代的论文

20 世纪 30 年代，处于办刊的最活跃的时期，医学期刊达到高潮。查阅了 1929～1949 年的医学期刊近百种，如《杏林医学月报》（1929 年）、《医林一谔》（1931 年）、《国医正言》（1934 年）、《医学月刊》（1936 年）、《国医砥柱》（1937 年） 等，刊有医易文献的期刊主要有《杏林医学月报》《医界春秋》《广东光汉医药月刊》《中国医学院第七届毕业纪念刊》《广西省立梧州区医药研究所汇刊》。

一、主要刊物及医易文章目录

1.《杏林医学月报》

1929 年第 10 期陈惠言《言古必有验于今说》

1930 年第 15 期陈应期《医药宜参天时说》

1930 年第 16 期张锡纯《论人身君相二火有无先后天之分并论及气海亦分先后天》

1932 年第 46 期陈汝器《气化生理谈》

1932 年第 46 期陈应期《阴阳浅说》

1935 年第 71 期赵子刚《论不寐症》

1935 年第 75 期陈应期《阴阳五行配合脏腑之古说》

2.《广东光汉医药月刊》

1931 年第 3 期方佗《肝生于左肺藏于右论》

1931 年第 4 期梁是经《壮火食气少火生气解》

3.《医界春秋》

1933 年第 86 期张抚之《阴阳综括万有说》

1935 年第 99 期程汝明著，周禹锡校《眼科心矩》

1935 年第 101 期程汝明著，周禹锡校《眼科心矩》

4.《中国医学院第七届毕业纪念刊》

1936 年王克平《谈谈我国医学阴阳的变幻》

5.《广西省立梧州区医药研究所汇刊》

1936 年陆钧衡《阴阳五行与十数之科学的总检讨》

二、医易文献内容概述

1. 论阴阳

易以道阴阳，阴阳学说是中医理论的基石，20 世纪 30 年代，以易理来解释阴阳理论的文章渐渐增多，都比较有代表性。

《医界春秋》中张抚之的《阴阳综括万有说》，以易经"太极生两仪，两仪生四象，四象生八卦"为依据，认为八卦变化而万类繁，万类莫不各有一阴一阳。文章强调"阴阳为万物两性之代称，综括万有，科学上之电、磁、化学酸碱、动植物雌雄等，均可为验证，故科学研究之物质不但不与之冲突，反而使阴阳之理愈章明"。

《中国医学院第七届毕业纪念刊》中王克平的《谈谈我国医学阴阳的变幻》，指出我国阴阳的学理来自伏羲的先天八卦，古人借重阴阳的对象来划分天地间的万有物质。文章认为我国的阴阳学说是有系统的学说，可以为欧医科学之祖，并以现代医学类比印证，如：细胞似太极，太极的划分是一而二，二而四，而细胞的分裂也是如此；胚囊似太极，精子与卵细胞结合后，分作内外两胚囊，而后发育全身组织；胎儿发育，未分娩时，赖母体的血液营养生活，符合先天八卦的乾坤作正，分娩后，以食物为营养，赖水火生活，符合后天八卦的坎离为正。

《杏林医学月报》中陈应期的《阴阳浅说》，围绕"阴阳之说，为何曰阴阳而不曰阳阴"的论题，从卦象、人身、疾病三个角度进行解释。其一，论卦象。若以阳阴而论，则乾上坤下，为天地否卦。而若以阴阳而论，则坤上乾下，为地天泰卦。其二，论人身。人之两目、两耳、两鼻，象呈六断之坤，阴在上位也，口部、前阴、后阴，象呈三连之乾，阳在下位也[1]。其三，论疾病。人之有病，则由阳而阴，始于太阳，而阳明、少阳、太阴、少阴，终于厥阴。平人无病，则由阴而阳，始于厥阴，而少阴、太阴、少阳、阳明，终于太阳[2]。由此可见，阴阳二字，非阴自阴，阳自阳，乃阴阳相交。言阴阳，乃阴下流于阳，阳上交于阴，阴阳交流相配之义。

---

[1] 以"泰卦"论人身之说早有出处，《吴医汇讲·石芝医话》中即有此内容。

[2] 张从正《伤寒心境别集·伤寒只传足经不传手经论》中有此内容。

2. 论五行生成

古圣先贤将五行学说运用于医学领域，形成了独具特色的中医理论体系，故欲知中医，必先知五行。民国医学期刊中，对五行的探讨主要集中在五行生成方面，易学河图生成数的"天一生水，地六成之；地二生火，天七成之；天三生木，地八成之；地四生金，天九成之；天五生土，地十成之"成为主要议题。

陆钧衡在《广西省立梧州区医药研究所汇刊》的《阴阳五行与十数之科学的总检讨》一文中，对"天一生水……地十成之"逐一解释，认为天地开辟之后，地球表面之气体渐冷而化为水，地球之热被水气压入内部而成火，下火上水，火蒸水，化气上升，是为木气，气遇冷而化雾露而下降，是为金气，四气杂合，而生湿气。

程汝明在《医界春秋》的《眼科心矩》一文中，亦对五行生成进行解释，他认为地球为太阳中爆出之流质，故天地未生之前，已有坎离水火二气，久之，地壳外层变冷，屡次变迁始生植物，地心之火，灼石流金而生矿物，而后地壳表面渐由木石水分而化生土壤。

以上两文在解释五行生数时均有理有据，但在解释成数时，均较牵强，故不赘述。

3. 论运气

运气学说源于《黄帝内经》，是将五运（木、火、土、金、水）与六气（风、寒、暑、湿、燥、火）相配来解释自然界的气候变化，以及这种变化对宇宙万物尤其对人类影响的一种学说。其意义重大，影响深远，因此也是民国医家所关注的重要命题。

这一时期，探讨运气学说的文章主要集中在《杏林医学月报》。陈惠言的《言古必有验于今说》以巳亥之年为例，逐一解释了初之气至四之气的运气及民病，以印证《内经》运气之学，并提出天时之潦旱不常，人体之强弱有异，故运用运气之学不可胶柱鼓瑟，当如《易经》所言"神而明之，变而通之，存乎其人"。陈应期在《医药宜参天时说》中亦强调天地气运对人体的影响，"天之六气，弥纶于宇宙之间，其消长盈虚每与人相感召。气和则为生为养，气偏则为灾为害"。值得一提的是，陈应期所论述的三元九运是与《内经》五运六气不同的另一套运气学说。它同样来源于易学术数，将180年均分为上中下三元，一元为一个甲子，每个元又均分三运，分别配以卦象，据此以断运气。文章由"上元甲子，一白（坎一）管运；中元甲子，四绿（巽四）管运；下元甲子，七赤（兑七）管运"联系中医理论，认为上元之病，太阳膀胱寒水之病为多；中元之病，厥阴肝经风木之病为多；下元之病，则多伤太阴肺，太阴病多见。陈应期在文末附民国十三年（中元甲子，巽四）的医案数例，各案均属于厥阴病，误用干姜、附子后病情加重，均说明参天时的重要性。

4. 论脏腑

30年代，以易经八卦配属脏腑阐述医理的文章较为多见，有通解五脏六腑的，有单解某一脏腑的，内容涉及脏腑本位、脏腑络属等，对于医学者颇有启发。择其要者，简述如下。

方佗在《广东光汉医药月刊》的《肝生于左肺藏于右论》一文中，针对西医对中医"肝生于左"之说的质疑，提出"西医之说，言有形之体质，《素问》之说，言无形之气化，故不言肝位于左，而言肝生于左，不言肺位于右，而言肺藏于右"，可谓一语中的。文中明确指出，我国医理素以八卦五行支配五脏，而推测气化之运行。具体言之，人面南而立，前为心火属离而居南，后为肾水属坎而居北，中为脾土属土而居中，震为肝木应东方而居左，兑为肺金应西方而居右，此为我国八卦五脏相配的标准模式。

脏腑的五行八卦配属之说，亦体现于我国眼科的八廓学说，该学说将眼睛周边不同方位分别配属八卦和脏腑，通过其血脉丝络或粗或细或联或断，起于何位，侵犯何部，以查病之轻重。《医界春秋》刊载的程汝明的《眼科心矩》中，就详细论述了眼科八廓之说：瞳仁属坎，为水廓，内属膀胱，故又名津液廓；黑睛属巽，为风廓，内属胆，又名养化廓；白睛属乾，为天廓，内属大肠，又名传导廓；内眦上属离，为火廓，内属小肠，名抱阳廓；内眦下属震，为雷廓，内属命门，又名关泉廓；外眦上属艮，为山廓，内属女子胞，又为会阴廓；外眦下属兑，为泽廓，内属三焦，又名清净廓；上下眼胞属坤，为地廓，内属胃，又名水谷廓。

脏腑表里络属方面的内容见于《杏林医学月报》的《阴阳五行配合脏腑之古说》。陈应期认为阴阳五行是阐发天地之理的基础，"阴阳五行，即日月五星，名为七政，推之太极两仪、四象八卦、五运六气，无一不在于阴阳五行，此其理建诸天地而不悖"。因此，阴阳五行之理亦可用来阐发脏腑之义，他在文中阐述了河图五行之数与脏腑相配的理论。以东方木为例，在天干配甲乙，在河图数三、八，在人体应肝胆。腑为阳，脏为阴，奇数为阳，偶数为阴，故天三生甲木胆、地八乙木肝成之，八之数，先有五土在中，有土乃能生物。一脏一腑相表里，互为络属。余脏腑仿此。

此外，尚有一些医家在论述医学观点时对易理多有引用。张锡纯在《论人身君相二火有无先后天之分并论及气海亦分先后天》一文中，认为以先天言，丹田之火为君火，命门之火为相火。以后天言，心中所生之火为君火，胆中所寄之火为相火。他借河图五行生成之序来描述先天君相之火的由来，颇为形象。"未生之前，阳施阴受，胚胎之结，先成一点水珠，是以天一生水，继则其中渐有动气，此乃脐下气海，丹田也，丹田之元阳即生于此，元阳为君火，是以地二生火。待元阳充足，即由此生任督二脉。命门即督脉入脊之门，此中所生之火为相火，原与气海所生之元阳一气贯通，能代元阳行其气化"。罗瑨在《人之记忆思想确出于心而运于脑辨》中，指出"思之古字从囟从心，人之思想出于心而藏于脑"。他引离卦之卦爻象言心脏，认为

"心虽纯阳，血则为阴，犹如离卦外阳内阴，神明即从此血液中出，由是上入大脑，主知觉而发思想"。赵子刚在《论不寐症》时，亦借离卦内阴外阳之象以言心脏，以坎离之义来说明心肾不交之失眠病机，"心为离火，内有真水，今人思虑过度，心事烦亢，以致心血衰少，心火上炎，此坎离不交之不眠也"。

5. 论气化

《易经》言天地气化之理，中医言人体气化之理，故医者常以易理来论述中医的气化学说，可谓相得益彰。

陈汝器的《气化生理谈》，见于 1932 年第 46 期的《杏林医学月报》上，文中以《易经·系辞》中"天地氤氲，万物化醇。男女媾精，万物化生"之句为依据，提出"物皆气化，而非质化"的观点。认为此句揭示了植物、动物化生的差异，即植物以仁化，动物以精化。仁为植物体所结，萃全部精英。外层包以硬壳，裹以软衣。内层象合两仪，形分两荚。中含土气，土德醇厚，故曰万物化醇。精为动物体所凝，集各部之汁液。表面水分含蓄而成，里面髓汁分泌而结。中抱温气，温令主生，故曰万物化生。植物之仁，必合土德而后化，故需埋置土中。精之生机，全赖温气，故需体接，蕴怀成孕。由此，陈汝器得出结论：一切植物，皆土气以达之。一切动物，皆温气以煦之。故物皆气化，而非质化。

梁是经在《广东光汉医药月刊》的《壮火食气少火生气解》中，以易理解释《内经》"壮火食气，少火生气"之理，认为壮火者，其卦为离，外阳而内阴，犹如夏之盛暑，炎热如燔，故壮火食气。少火者，其卦为坎，内阳而外阴，为水中龙雷之火，阴中生阳，故少火生气。

三、讨论

综上所述，这一时期医易文献的内容涉及阴阳五行、运气和脏腑气化，尤以论脏腑的文章最多见，以太极、八卦、河图、洛书这些易学概念来阐释中医理论是其共同特征。多数文章论述精辟，读之令人耳目一新，也有少数在以《易经》理论比附时略显牵强，但还原到民国时期特殊的历史氛围中看，这些牵强之词也不过是针对西化时弊的矫枉过正，瑕不掩瑜。

步入30年代，对阴阳五行持反对态度的医家仍大行其道，且将气化也一并否定，如陈无咎认为"何谓阴阳？我以为阴阳就是正负""五行在医学上原为代名，不宜死解""气化不能离物质"。叶古红亦云"中国医药学术发生于半神化时代，不幸为五行说支配""神秘的司天在泉说，谶纬的五行生克说，皆在宜废之列"，就连曾经支持过运气学说的陆渊雷亦改弦更张，特书《从根本上推翻气化》一文，文中道："六气原出五行，为欲配合三阴三阳，故增五为六。至于所增者何以是火，三阴三阳何以与六气如此相配，阴阳六气主岁何以如此分属，皆为根本问题，而皆无理由可说，吾故谓六气根本无理由也"，此后，尽管有曾觉叟、吴汉仙、陈泽东等人积极卫道，中医界言气化的论文还是渐渐减少。然而，从以上内容亦可看出，在主流思想不认可的情形下，部分医者引入《易经》的视角，对阴阳、五行、气化等中医理论基础进行积极的挖掘探讨，从根源上寻求中医理论成立的依据，为维护中医体系的完整开辟了新的途径。虽然这些文章数量不多，但却意义非凡，他们对中医体系的理性判断衬托出当时整个中医界的迷茫、矛盾、质疑、求存、改良等各种复杂的思想状态，体现了医易学派的社会价值。

第六章　近代医易学派的评述及启示

第一节　近代医易学派的发展脉络及历史意义

在中西医学开始碰撞接触的晚清时期，文化界和中医界的主流思潮均是"以中学为主参合汇通西学"。尽管文化界如李鸿章、郑观应等人士提倡参合汇通是为了肯定和引进西医，传统中医界赞同参合汇通是以开明的学术态度来向西医取长补短的，目的是使中医更好地发展，但形式上，二者并没有太大分歧，因而此时的医易学派本质上并没有受到西方医学的冲击，不过，出于敏锐的危机感，医家们开始有意识地强调医易的概念，甚至直接将之冠至书名。总体上看，这一阶段西方医学的参照作用，无形中增加了医家们研究医易理论的动力和新依据，使他们的学术成就在医易史上呈现了一个不小的高峰。

清末－北洋军阀统治时期的这二十余年间，从清政府施行"新政"到辛亥革命，从民国建元到军阀混战，"改良""改革""革新"这类的口号从未间断，新文化运动更是高举"科学"与"民主"的旗号令国人重新审视、质疑传统文化。在这样的时代背景下，中医改良思潮无疑成为中医思潮主流。这一时期，作为以阴阳五行为核心理论的医易学派遭受了前所未有的挑战，他们从《易经》《黄帝内经》等经典中探寻中医理论的存在和发展的依据，以此为武器，成为捍卫传统中医的重要力量。医家们或者迎头参与论战，或者默默编写教材、传授后学，在改良浪潮中逆风前行，继续传承和发展医易会通的学说。

1929 年以后，伴随着中医存废的斗争和中医科学化思潮的盛行，有识之士清醒地认识到保存中医理论体系独立完整的必要性。面对最初以科学化图存的中医即将在科学的改造下名存实亡，他们奋起抵制，但语言上的论争毕竟单薄，没有政治上的支持和社会民众的认可，真正有力的维护是难以实施的。在这样的形势中，信守中医传统理论的医易学派逐渐淡出人们视线。目前，这一阶段可知的医易医家不过一二，所著书籍多难觅其貌。

近代以来，面对西方医学的冲击，作为代表传统中医思维方式的医易学派，依然坚持中医理论体系的独立完整。他们从《易经》《黄帝内经》等传统经典中探寻中医存在的理论依据，并在此基础上继续发展中医，始终站在捍卫传统中医的阵营中。然而，由于与时代主流思潮格格不入，近代医易学派最终渐渐隐没，得以继续生存的中医早已打上了西化的烙印。

时至今日，尽管得到国家的扶持，中医的主体地位仍未恢复，在中医界内部，西化的中医已经成为主流。主流中医发展中存在的问题是否可归因于传统思维方式的迷失，值得我们深思。

第二节　近代医易学派的学术成就及启示

1. 以易释医

从易学的角度解读中医体系内的各种理论是以易释医最常见的形式。这种方式表现为以卦象、八卦方位、河洛数理等易学概念或原理阐发人胚胎发育、男女生理发育周期、人身形体官窍、脏腑关系、疾病病机、治疗方法、药物药性等医学理论。历代医家有意无意地用这种方式解读描述对象的内涵，使其更为形象生动，在一定程度上发展了中医理论。其本质是运用象思维关联易学和医学。由于取象比类的思维方式在易学与医学上的广泛应用，以此为桥梁，二者的可通之处甚多，因此虽历经千年，这种方式的会通从未中断，以后也会一直应用下去。

近代医家中的唐容川是这一方面的集大成者，在其《医易通说》中，从易学基本概念和易学基本数理两方面全面阐发中医理论，充分显示了对取象比类的思维方式的运用，如以太极两仪论述人身阴阳根本，以先后天八卦论述人体基本结构、生理功能以及中药的性味功效，以六十四重卦论述人体复杂的生理现象并以互卦的关系提示治疗思路，以爻位类比人身部位和中药的有效部位，以河络数理配论男女发育周期、五行藏象理论等。

但严格地讲，尽管易学包罗万象，但其自身体系内的卦象和所表征的物象、意象还是有限的，不可能解释所有的人体现象和医学问题。而且，在将卦象或干支配属脏腑后，这些脏腑之间是否也就随之存在相应的易学原理？八卦纳甲、地支藏干、地支六合这些关系是否也可以直接用来解释脏腑的关系？仍旧是一个值得商讨的问题。以唐容川为代表的近代医易学家在这方面进行了诸多尝试，整体上来看，均难脱牵强之感。

医易体系的整体比附是以易释医的另一种方式。主要表现为将易学的既成体系直接套用在人身之上，用以比附人身的结构体系、时空体系。近代医易学派中有三位医家以此创立了自己的医易学说。其中，邵同珍以太极、两仪、四象、八卦的易学架构比附人身生理结构，分为两套比附体系，一套以脾胃为太极，以太极、两仪、四象、八卦比附人身脏腑四肢官窍，是明其体；一套以中宫为太极，以太极、两仪、四象、八卦、十二消息卦、天根、月窟比附人身中宫、命宫、心、脑等，是明其用。罗定昌和刘有余的医易比附则主要表现为以易学的时空框架比附医学的理论体系，二者均将脏腑经络与干支、卦象、月令、节气、运气等一一配属，试图构建完整的天人对应体系。

无论是哪种形式的医易比附，都有其牵强的一面。细观以上三家的言论，往往没有充分的立论依据就直接进行简单生硬的对照罗列，而且对应后也没有进一步的发挥应用。事实上，尽管医学和易学同属天人合一观念的产物，其构建原理均以天道为模板，但毕竟应用范围不同，易学以天地之道言人事吉凶悔吝，医学以天地之道言人身生老病死，致使许多学理都不尽相同，勉强照搬比附，则很难自圆其说。

2. 应用象数思维构建医学模型

象数思维是古人用以认识世界的一种思维方式，体现在社会生活的各个领域，原非易学所独有，但易学以"取象运数"为核心机制，加之后世将河图、洛书归入易学范畴，象数思维则逐渐成为易学的专有名词。医学作为认识世界、诠释生命的一门应用学科，亦是运用象数思维构建和发展起来的。因此，易学与医学实际上都在运用象数思维构建理论模型，只不过应用方向不同，模型亦不尽相同。

自古以来，中医理论体系就是由一个个象数模型建立和完善起来的，如《内经》中的藏象模型、五运六气模型，《伤寒论》中的六经气化模型等。近代医易学派的医家深研经典，妙悟岐黄，亦先后构建了不同的医学象数模型，对中医理论体系的发展起到重要的推动作用。

石寿棠以天地为"象"，构建了人身气化的"天地"模型，将生理现象表达为天地交流，阴升阳降，将病理现象表达为水火不调，燥湿为患。

郑钦安以"乾元"变化为"象"，构建了人身气化的"真龙"模型，将人身各种复杂的生理病理现象归纳为先天元阴元阳的变化，进而归纳为一元真气的盈缩。

彭子益以大气升降沉浮的圆运动为"象"，构建了人身气化的"轴轮"模型，该模型以土气为轴，木火金水四气为轮，将人体的生理描述为"轴运轮行，轮运轴灵"，病理描述为"轴不旋转，轮不升降"，治病的医理则是"运轴而转轮"或"运轮而转轴"。

对比可知，石寿棠构建的天地模型略显粗糙，在涉及五脏六腑的气机变化时，仅以天地的阴阳升降很难理清关系，故应用范围有所局限。而郑钦安的"真龙"模型和彭子益的"轴轮"模型，则相对较为成功，可以广泛应对人身阴阳五行六气的各种状态进行分析，因此，基于这两个模型建立起来的辨证体系也被医家广为应用，影响深远。究其原因，郑钦安的模板来源于《易经》，彭子益的模板来源于河图，二者均是先哲们模拟天地运行而建构的成功范式，历数千年的考验而不谬，故直接将其嫁接至人体的小天地中模拟人身之气的运行，既方便又可靠。

3. 对天文的关注及探讨

我国古代的科技、文化均来自于对天道的认识，实际上均可看作在不同应用场合对天道的模拟，易学与医学也不例外，易学模拟天道以论人事的兴衰变革，医学模拟天道以言人身的生老病死。因此，天道规律也是医易会通的一个交点，事实上，象数思维就是用来模拟天道规律的。纵观所有的医学象数模型，无一不是以天地运行规律为模板的。基于以上认识，可以认为：运用象数思维对天道进行模拟建立理论模型，才是医学与易学的共通之处。

然而，历史上的医家绝大多数将精力用在"模拟天道建立医学模型"上，却很少有人去探究"天道"的实质，对描述天道的干支、甲子、五运六气、十二月、二十四节气等背后的天文学背景不做深究。或许，古代医家认为天道是历法、星象领域的课题，不在医学的研究范围内，医学只需相信这些自古沿用的天文历法，并借此发挥医理即可。令人欣慰的是，近代医易学派的医家在这方面则做了大胆的尝试，深入到干支甲子等的天文学背景上去一探究竟。

唐容川在以易数解释医理时，触及天文的内容，并对此进行了深入的探讨，提出许多独特的见解：①干支关乎气化，实为气数；②认同"天之五道，分布十干，以纪天之五行"之说，将天干理解为天之纬度；③十二地支源于日月一年相会十二次，以此相合次数划分三百六十度之天，故为天之经度；④承前人之说，认为地支六合是斗建与日躔相合；⑤参照王冰注所引的《遁甲》之说解释五运经天的理论，言五运皆起于角轸，即地户。如甲己之岁，气起角轸，角属辰，轸属巳，甲己之岁以丙为寅月之干，故行至辰则月干为戊，至巳则月干为己，戊己属土，故为土运；⑥十二地支所主之六气在上司天，十天干所合之五运在下运行，十干与十二支相错，故五运与六气相迭；⑦运与气主管天地之门户，体现于角轸、奎壁。以甲己之年为例，丙为寅位之干，故角轸所在的辰巳之位对应的天干为戊己，奎壁所在的戌亥对应的天干为甲乙，戊己为土，甲乙为木，故"土运之下，风气承之"。

恽铁樵强调医易同源、源于天运，故对天道运行也颇为重视，针对五运六气之说，恽铁樵提出自己的观点：认为三百六十日为一气候年。地球绕日一周，得三百六十五日又四分之一，较气候年约多五日；月球绕地球一周，得二十九日又二分日之一，月绕地十二次，较气候年约少六日。日五而月六，有此参差，气候因而不齐。故以五六之数，所以齐不齐之气候。

第三节　近代医易学派的特质及现实意义

近代医易学派具备的两个特质，一是信守传统，一是与时偕行，二者均与易学的本质密不可分。《易经》作为群经之首，是中国传统文化的源头，而"变动不居、与时偕行"也正是《易经》所体现的生生之道。正因如此，近代医易学派既信守中医的传统思维方式，又不抵触西学甚至积极容纳新知为我所用，其代表人物唐容川、恽铁樵同时也是中西医汇通学派的名家也就不足为奇了。

一、信守传统

信守传统，这一点如果用来描述近代以前的中医，恐怕要贻笑大方了，这也算特质？诞生于古代中国的中医学，其本身就是中国传统文化的一部分，中医学在发展的过程中，不断汲取当时的哲学、历律、地理、天文等多种学科的营养，是那么自然的事情，哪一个中医不是信守传统呢？哪一个中医会对阴阳五行、干支甲子产生质疑呢？然而，自鸦片战争以来，中国遇到了李鸿章所说的"三千年未有之大变局"，面对着列强的坚船利炮，我们一次次地战败乞和、割地赔款，天朝上国的自尊轰然倒塌，中国人对自己文化科学的自信一步步地丧失，在洋务运动、清末新政、新文化运动、中国科学化运动轰轰烈烈的口号声中，中国原有的一切文化成为旧学。在长达一个世纪的时间里，传统文化这片中医生存的土壤逐渐被破坏殆尽。皮之不存，毛将焉附？中医走到了生死存亡的关头，是悍然否定阴阳五行、彻底撇清和传统文化的关系还是继续坚信阴阳五行学说、维护中医基础理论体系的完整，医易学派责无旁贷地选择了后者。

诚然，对于早期（戊戌变法之前）医易学派的医家而言，这个选择还没有那么必要，毕竟西学之风才刚刚吹来，尚未对中医形成威胁，但他们已经敏锐地嗅出了危机，为突显中医的主体地位，他们开始刻意强调经典、强调传统，易学作为群经之首、大道之源，当之无愧地被提至最醒目的地方——书名，唐容川的《医易通说》、邵同珍的《医易一理》，可见一斑。

由此，"信守传统"，这一前朝中医的共性在近代这个历史变革时期也就成为了医易学派特有的标签。

那么，是什么让这些医家面对来势汹汹的西学仍能立场坚定，是什么让他们有足够的信心和勇气坚守中医的理论基石？答案很简单，是易学。这些医家均精通《易经》，熟悉易理，他们对阴阳五行的内涵和本质有着更深刻的理解，对中医理论体系的构建方式有着更清醒的认识。以《黄帝内经》为代表的中医理论和以《易经》为代表的易学理论都采用了一种取象运数的思维方式来构建理论模型，如阴阳模型、五行模型、河洛卦象模型，这种象数模型重整体、轻个体，重功能、轻结构，重动态、轻实体，对中医而言，可以将人身的小时空对应天地的大时空，通过模拟宇宙的法则从而推测人体的机能。

受医易象数思维的深刻影响，近代医易学派的医家不仅没有质疑阴阳五行学说，反而继续应用这种象数思维发展中医理论，石寿棠以天地为"象"，构建了人身气化的"天地"模型，将生理现象表达为天地交流，阴升阳降，将病理现象表达为水火不调，燥湿为患。郑钦安以"乾元"变化为"象"，构建了人身气化的"真龙"模型，将人身各种复杂的生理病理现象归纳为先天元阴元阳的变化，进而归纳为一元真气的盈缩。彭子益以大气升降沉浮的圆运动为"象"，构建了人身气化的"轴轮"模型，该模型以土气为轴，木火金水四气为轮，将人体的生理描述为"轴运轮行，轮运轴灵"，病理描述为"轴不旋转，轮不升降"。

二、与时偕行

尽管近代医易学派的医家始终站在维护中医体系的阵营里，却并非固步自封之辈，相反，面对西方文化的输入，他们一直走在接触西学的前列，有的甚至成为了中西医汇通学派的大家，如唐容川、罗定昌、恽铁樵。

近代大规模的西医传入始于19世纪初的基督教新教来华，鸦片战争后，大批传教士接踵而至，设医院、建学校、编译西医书籍、创办西医刊物和学会，西医之风日盛。无论是在西医尚未对中医形成威胁的19世纪末还是中西医矛盾激化的20世纪初，医易学派的医家对中西医学的态度始终是"中西汇通，衷中参西"。

作为医易学派首屈一指的大家唐容川，被认为是最早提倡中西医汇通的医家。唐容川壮年来往于西医传播发达的京、沪地区，对西医耳闻目睹，他认为中医学和中国一切固有文化一样，在全新的世界环境中面对着严重的挑战，因此，从保存和发扬我国传统医药的愿望出发，大力提倡中西医汇通，力求顺应潮流。唐容川的中西医汇通思想是以中医学说为主体，引述西学知识来阐释和验证中医理论，他在解剖、生理、诊断、治疗、药物上都广泛吸取了西说，不仅西医，还广及西方化学、物理学、天文学、气象学等学科，可谓"以西证中"的典范。1894 年，上海袖山房将其著作《中西汇通医经精义》《血证论》《伤寒论浅注补正》《金匮要略浅注补正》《本草问答》合印成书，定名《中西汇通医书五种》，成为中西医汇通史上的代表著作。

另一位医易学派的代表人物罗定昌，也是早期主张中西医汇通的医家之一，这一点从他的书名《中西医粹》上即可看出，罗定昌同样是以中医为正统的，但这并不妨碍他积极学习西医的解剖、生理等知识并以此与中医学说比较参验。

20 世纪初，是中医处在风口浪尖的时期，1922 年，恽铁樵著《群经见智录》，明确指出《内经》的五脏非解剖的五脏，乃气化的五脏、四时的五脏，阐述了中医理论的科学性，有力地驳斥了否定中医的言论。恽铁樵认识到"中西医之不同，乃由于中西文化之不同"，中西医是"根本不同、方法不同"的两种学说，汇通中西不能使中医同化于西医，只能"取西国学理，补助中医"，以此发展中医学术。更难能可贵的是，在对中西医学两种体系客观认识的基础上，恽铁樵大胆提出了创立中国新医学的设想，他说："大约甲学说与乙学说相摩相荡，则产生丙种新学说，此为历史上之公例""盖凡百学问，由两个系统化合而成者，必发生新效力，医学自不能例外"。恽铁樵能理性看待中西医学术，既捍卫中医传统又与时俱进大胆革新，尽显大家风范。

自从列强用武力打开了中国尘封已久的大门，西方科技文化的输入和迅猛传播就成为不可回避的事实。面对新的时局，以捍卫传统为己任的医易学派没有顽固保守的抵触西方文明，而是在不破坏中医理论体系的前提下，率先接触西学、接受新知，这其中还包括近代西方的物理、化学、天文等多学科的知识，他们积极探索中西方医学沟通的渠道，意在取长补短，更好地发展和完善中医。近代医易学派"容纳新知、为我所用"的主张充分彰显了易学包罗万象的胸怀和与时偕行的精神。易学的精髓之一就是"变易"，易以"变动不居""为变所适""与时协行"为生生不息的基本法则。医易学派的医家深谙易理，通晓"日新之谓盛德"的内涵，接纳新知，与时俱进，唯愿中医生生不息。

当今世界，科学技术飞速发展，西方医学深入人心，对中医而言，正是汲取营养丰富自身的大好时机，我们所欠缺的，也许正是近代医易学派既信守传统捍卫根基又顺应潮流与时偕行的特质。